당뇨와 비만을 넘어

당뇨와 비만을 넘어

뱃살은 만병의 근원
근 손실 없이 체지방만 녹이는 비법

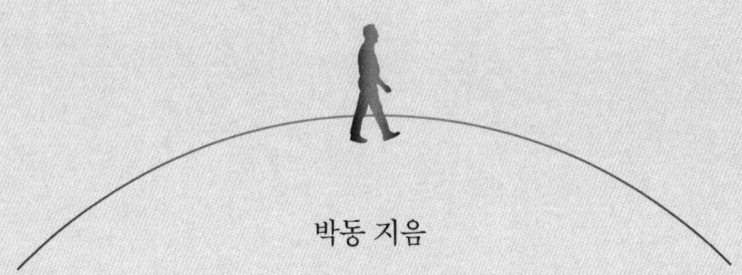

박동 지음

책나무

머리말

내면의 평화와 참된 건강을 찾아서

　인간은 누구나 자신의 삶을 통해 고유한 이야기를 만들어 갑니다. 그 여정은 때로는 고통과 시련으로, 때로는 희열과 평화로 채워지며, 각자의 인생은 그 자체로 하나의 완성된 서사입니다. 이 책은 제가 당뇨병, 고혈압, 비만 등 만성질환과의 투쟁을 통해 쓰러졌던 몸과 마음을 되살리고, 그 과정에서 우연히 깨달음의 길로 나아가게 된 여정을 담고 있습니다. 치유와 변화를 향한 길 위에서 제가 직접 경험하고 깨달은 바를 여러분과 나누고자 합니다.

　2023년을 기준으로, 우리나라에서 당뇨병을 앓고 있는 환자는 600만 명을 넘어섰습니다. 이와 더불어 당뇨병 전단계에 해당하는 인구는 무려 1,400만 명에 달합니다. 이는 전체 인구의 약 40%가 당뇨병과 관련된 위험에 놓여 있다는 것을 의미합니다. 이처럼 혈당 관리는 더 이상 선택이 아닌 필수 과제가 되었습니다.

당뇨병을 비롯한 만성질환은 단순히 한 개인의 문제가 아닙니다. 이는 '과도한 음식 섭취와 운동 부족'이라는 현대인의 생활 방식이 초래한 심각한 건강 재앙입니다. 특히 한국인은 서양인에 비해 선천적으로 췌장에서 인슐린 분비량이 적어, 당뇨병에 더욱 취약한 체질적 특성을 지니고 있습니다. 이러한 취약성 위에 달고 짠 자극적 음식을 비롯한 잘못된 생활 습관이 더해져, 당뇨병과 같은 만성질환이 폭발적으로 증가하며 많은 이들의 건강을 위협하고 있습니다.

  이 책은 필자가 직접 개발하고 체험한 천지인 수행을 통해 만성질환에서 벗어나 건강한 삶을 되찾을 수 있는 구체적이고 실천적인 방법을 제시하고자 합니다. 단순한 이론적 접근이나 의학적 설명에 그치지 않고, 제 몸과 마음이 실제로 변화한 과정과 그 치유의 여정을 생생하게 공유합니다.

  특히 천지인 수행법은 단순히 육체적 건강을 넘어서, 몸과 마음, 그리고 자연과의 조화로운 연결을 통해 참된 건강을 회복하는 길을 제시합니다. 우주의 근원 에너지와 연결되는 이 수행법은 고통과 번뇌에서 벗어나 내면의 평화와 건강을 찾도록 돕는 길잡이가 되어 줄 것입니다.

  이 책은 당뇨병과 같은 만성질환으로 고통받고 있는 이들뿐 아니라, 건강한 삶으로 변화를 갈망하는 모든 사람들에게 희망과 실천의 지침이 되길 바랍니다. 우리 몸 안에 잠들어 있는 기적을 깨우는 여정이 지금 여기서 시작될 수 있습니다.

  제가 이 책을 쓰는 이유는 단순히 개인적인 이야기를 나누기 위함이 아닙니다. 저의 삶의 여정을 통해 얻은 교훈과 깨달음을 나누어, 더 많은 사람들이 자신의 삶에서 빛과 희망을 발견할 수 있도록 돕고자 합니다. 이 책이 여러분에게 작은 영감과 용기를 주고, 각자가 자신의 우주적 소명을 발견하고 성취하는 데 하나의 다리가 되어 줄 수 있기를 간절히 바랍니다.

2025년 여름

박동

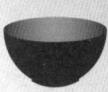

차례

머리말_내면의 평화와 참된 건강을 찾아서　　5

1장　몸의 기적을 위한 첫걸음, 탄수화물과의 결별　　11

2장　천지인 수행법: 하늘과 땅,
　　　그리고 나를 바꾸는 기적의 여정　　39

3장　나의 천지인 수행을 통한 만성 당뇨 투병기　　61

4장　천지인 수행의 실행, 잘못된 습관과의 전쟁　　95

5장　내 몸의 기적: 만성 당뇨를 벗어나 깨달음으로　　171

마치며_빛과 합일의 수행 여정은 계속된다　　269

당뇨와 비만을 넘어

1장

몸의 기적을 위한 첫걸음, 탄수화물과의 결별

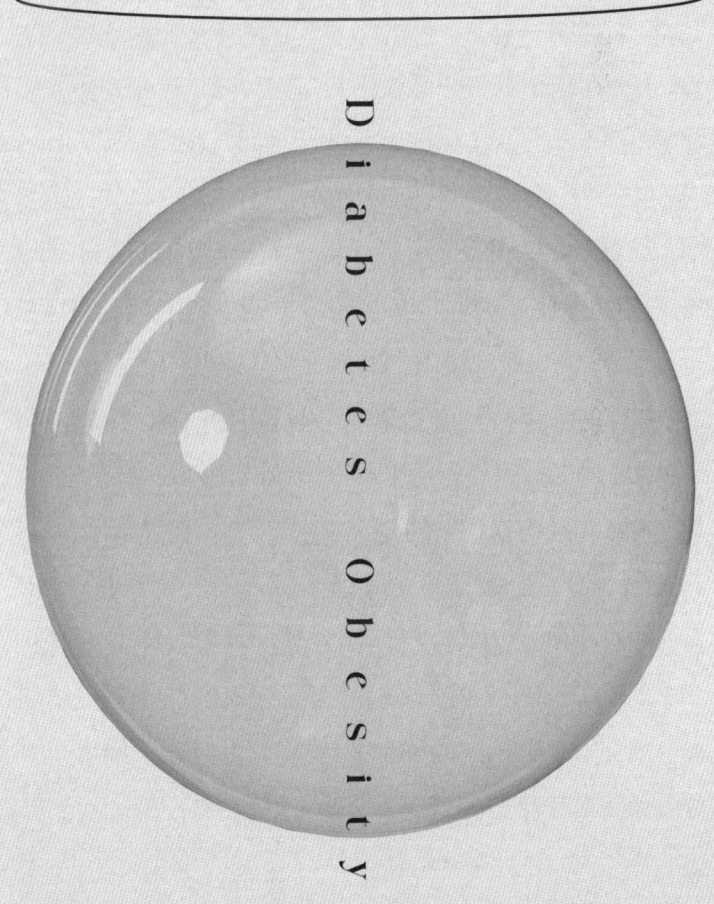

뇌와 몸의 조화
: 내 몸의 기적을 여는 첫걸음

　사람의 몸에서 가장 중요한 기관은 무엇일까요? 바로 뇌입니다. 뇌는 인체의 모든 활동을 총괄하는 중심이자, 생명과 건강을 유지하는 데 결정적인 역할을 합니다. 이 중요한 뇌가 제대로 기능하려면 반드시 필요한 에너지원이 있습니다. 그것은 바로 탄수화물입니다.

　뇌는 인체에서 유일하게 탄수화물만을 에너지원으로 사용하는 기관입니다. 밥, 빵, 면 등 곡물에서 섭취되는 탄수화물이 뇌의 에너지원으로 활용되며, 이를 통해 몸 전체의 대사가 원활히 이루어집니다. 우리가 매일 먹는 밥이 바로 탄수화물 덩어리입니다. 이를 적당량 섭취하면 우리 몸의 대사가 원활하게 이루어집니다.

　그러나 문제는 현대인의 생활 방식에서 비롯됩니다. 탄수화물의 과잉 섭취와 운동 부족은 뇌와 몸의 조화를 깨뜨리며, 건강에 심각한 영향을 미칩니다. 탄수화물을 과다 섭취하고 충분히 소비하지 않으면, 뇌는 남은 탄수화물을 비상 에너지로 간주하여 무의식적으로 몸에 저장합니다. 이러한 저장 방식은 몸 구석구석, 특히 아랫배에 지방으로 축적됩니다. 배가 나오는 이유는 바로 뇌가 과도한 탄수화물을 지방으로 전환해 저장하기 때문입니다. 이 과정이 반복되면 체중이 증가하고, 각종 만성질환의 위험이 높아집니다.

현대인들이 겪고 있는 다양한 건강 문제는 바로 이 과정을 통해 발생합니다. 당뇨병, 비만, 심혈관 질환 등이 모두 뇌와 탄수화물 대사의 부조화에서 기인합니다. 이를 극복하려면 뇌의 행동 양식을 이해하고, 몸과 뇌의 조화를 회복해야 합니다.

이 책은 뇌와 몸의 관계를 올바르게 이해하고, 탄수화물의 섭취와 소비를 적절히 조절하여 건강을 되찾는 방법을 제시합니다. 천지인 수행법은 단순히 식단 조절이나 운동을 넘어서, 뇌와 몸, 마음이 하나로 조화를 이루는 과정을 통해 만성질환에서 벗어나 내 몸의 기적을 여는 길을 안내합니다.

밥을 굶어야
몸의 변화를 이끌어 낼 수 있다

　비만에서 벗어나고 아랫배를 없애기 위해 가장 중요한 원칙은 무엇일까요? 바로 탄수화물을 심할 정도로 자제하는 것입니다. 탄수화물을 과소 섭취하더라도 우리 몸은 충분히 생존할 수 있습니다. 밥, 빵, 면을 전혀 먹지 않더라도 각종 채소나 고기에도 소량의 탄수화물이 포함되어 있기 때문입니다. 이는 토끼나 양처럼 풀만 먹는 동물도 충분히 에너지를 얻을 수 있는 원리와 같습니다.

　문제는 탄수화물을 적게 섭취할 경우, 우리 뇌가 어떻게 반응하느냐에 있습니다. 탄수화물이 부족해지면, 뇌는 즉시 몸에 저장된 지방을 꺼내어 에너지로 사용하기 시작합니다. 즉, 과거에 축적해 둔 끈적한 지방질을 분해하여 몸의 연료로 삼는 것입니다.

　예를 들어, 밥을 굶기 시작하는 순간 뇌는 몸의 항상성을 유지하기 위해 즉시 지방 분해 시스템을 가동합니다. 온몸에 축적된 지방을 분해하여 탄수화물 대체 에너지원으로 활용하기 시작하는 것입니다. 이 과정에서 자연스럽게 지방이 줄어들며, 아랫배를 포함한 몸 구석구석의 지방질이 사라집니다.

　따라서 몸의 변화를 유발하려면 밥을 굶는 것이 필수적입니다. 이는 단순히 배고픔을 참는 행위가 아니라, 몸의 내부 대사를 전환시키는 중요한 과정입니다. 탄수화물 섭취를 줄이는 것이 핵심이며, 이로써 뇌는 지방을 분해하도록 자극받아 체중 감량과 건강 회복을 돕습니다.

물론, 단순히 굶는 것이 아닌 적절한 조절과 균형 있는 식사가 병행되어야 하며, 이 과정에서 몸과 마음의 조화를 이루는 천지인 수행법은 중요한 역할을 할 수 있습니다. 굶는 과정이 단순한 의지가 아니라 몸과 마음의 통합적 실천으로 이루어질 때, 건강한 변화는 더욱 지속 가능해집니다.

밥을 굶으면 시작되는
몸의 놀라운 변화

밥을 굶기 시작하는 순간, 뇌는 즉시 온몸의 세포들에게 "저장된 지방질을 분해하라"는 명령을 내립니다. 뇌는 몸의 주인이 탄수화물 섭취를 중단했다고 판단하고, 과거에 축적해 둔 지방을 에너지로 활용하기 시작합니다. 이는 인체가 가진 놀라운 적응 능력이자, 신비로운 생리적 반응입니다. 이것이 인체의 신비인 것입니다.

평소에는 자기도 모르게 몸 구석구석에 쌓아 둔 지방들이 이 명령에 따라 에너지로 전환됩니다. 그동안 쌓여 있던 지방을 자연스럽게 분해해 사용하면서, 신통하게도 몸은 새로운 변화를 경험합니다. 이 과정에서 아랫배와 허리둘레가 줄어들고, 체중 감량이 본격적으로 이루어지기 시작합니다.

1개월만 실천해도 몸이 몰라보게 변화합니다. 한 달 동안 밥, 빵, 면 등 주된 탄수화물을 굶으면, 몸의 체질은 극적으로 변화합니다. 3개월 정도 실천하면 20kg 이상의 체중을 감량할 수 있으며, 2개월만으로도 자기 자신도 놀랄 정도의 변화를 실감할 수 있습니다.

● **아랫배는 쑥 들어가고, 허리둘레가 줄어듭니다**

탄수화물 축적으로 인해 나온 배가 점차 사라지면서 몸의 균형이 회복됩니다.

● 얼굴조차 바뀌는 변화를 느낍니다

얼굴에 쌓였던 부종과 지방이 줄어들어, 얼굴선이 뚜렷해지고 건강한 인상이 됩니다.

● 체중은 급격히 감소합니다

초기에는 빠르게 감량되는 체중 변화가 지속되며, 몸 전체의 지방 축적 상태가 개선됩니다.

탄수화물 섭취를 줄이는 것은 단순히 체중 감량을 넘어서, 인체의 내부 대사를 근본적으로 바꾸는 과정입니다. 몸이 스스로 지방을 분해하도록 유도하는 이 방법은 건강한 삶으로 전환하기 위한 강력한 도구입니다. 이 책에서는 단순히 굶는 행위를 넘어서, 몸과 마음의 조화를 이루는 천지인 수행법을 통해 이러한 변화를 안전하고 지속 가능하게 이끄는 방법을 제시합니다. 몸의 신비를 이해하고 이를 실천에 옮길 때, 누구나 내 몸의 기적을 체험할 수 있습니다.

요요 현상의 함정
: 굶기만으로는 지속 가능한 건강을 얻을 수 없다

매해 새해가 밝아 오면 수많은 사람들이 다이어트를 다짐합니다. 그러나 다이어트를 시도하는 많은 사람들이 겪는 가장 큰 문제는 바로 요요 현상입니다. 우리 몸의 세포들은 강제로 음식을 제한하거나 굶는 상황에 직면하면, 곧바로 뇌에 신호를 보내 허기증을 유발합니다. 이로 인해 폭식을 하게 되고, 애써 굶으며 뺀 체중이 다시 빠르게 증가하는 일이 반복됩니다. 이처럼 요요 현상은 다이어트 실패의 가장 흔한 원인입니다.

왜 이런 요요 현상이 발생할까요?

뇌와 세포는 굶는 상황을 "위기"로 인식합니다. 몸이 에너지원 부족 상태에 직면하면, 살아남기 위해 저장 모드로 전환됩니다. 강제로 굶으면 일시적으로 체중이 줄어들지만, 음식 섭취를 재개하면 몸은 곧바로 부족했던 영양소를 보충하려고 지방을 더 많이 축적하게 됩니다.

이러한 과정을 통해 체중이 원래 상태로 돌아오거나, 더 증가하는 현상이 발생합니다. 그렇다면 굶는 다이어트는 정말 잘못된 방법일까요? 이러한 요요 현상 때문에 많은 의사들은 굶는 방식을 통한 다이어트를 권장하지 않습니다. 하지만 굶는 자체가 문제라기보다, 굶은 후의 관리와 식습관 개선이 부족하기 때문입니다. 올바르게 접근한다면 요요 현상을 피하면서도 건강하고 효과적인 체중 감량을 실현할 수 있습니다.

요요 현상을
피할 수 있는 방법

● **단순히 굶지 말고, 체계적으로 굶어라**

갑작스럽게 음식을 끊는 대신, 점진적으로 탄수화물과 칼로리를 줄이는 방식을 사용합니다. 천지인 수행법과 같은 체계적 접근법은 단순히 굶는 것 이상의 의미를 담고 있습니다. 뇌와 몸의 대사를 적응시키며, 자연스럽게 체중 감량과 건강 회복을 유도합니다.

● **균형 잡힌 식습관을 병행하라**

굶는 기간 동안에도 필수 영양소(단백질, 건강한 지방, 비타민 등)는 꾸준히 섭취해야 합니다. 채소와 단백질 중심의 식단은 요요 현상을 예방하면서도 건강한 체중 관리를 도와줍니다.

● **폭식 욕구를 줄이는 명상과 수행**

뇌는 허기증을 유발해 폭식을 시도하지만, 마음의 안정과 내면의 통제를 강화하면 이러한 충동을 관리할 수 있습니다. 명상과 천지인 수행을 통해 폭식의 욕구를 줄이고, 음식을 단순히 에너지원으로 바라보는 의식을 기를 수 있습니다.

● **운동을 병행하라**

굶기만 하는 방식은 근육 손실과 기초 대사량 감소를 유발할 수 있습니다. 적절한 운동은 요요 현상을 방지하고, 몸의 균형을 유지하는 데 도움을 줍니다.

결론적으로, 굶는 방식 자체가 잘못된 것은 아닙니다. 문제는 굶는 과정을 지나치게 단순하게 접근하거나, 이후 관리가 부족한 데서 발생합니다. 요요 현상을 극복하려면, 단순히 굶는 것을 넘어서 몸과 뇌, 마음의 조화를 이루는 지속 가능한 방법이 필요합니다. 이 책에서는 천지인 수행법을 기반으로, 단순히 체중을 감량하는 데 그치지 않고 요요 현상을 피하면서 몸과 마음의 건강을 동시에 회복하는 길을 제시합니다. 지속 가능한 몸 관리로 가는 방법은 이제 여러분의 선택에 달려 있습니다.

하늘과 땅의 조화
: 호흡 명상을 통한 몸의 치유

우리 몸은 하늘의 양(陽) 기운과 땅의 음(陰) 기운이 조화를 이루어 형성된 존재입니다. 하늘과 땅으로부터 에너지를 공급받으며, 생장과 소멸을 반복합니다. 우리는 호흡을 통해 하늘의 에너지, 즉 산소를 마시고, 입을 통해 물과 음식을 섭취하며 삶을 유지합니다.

하지만 몸의 조화가 깨질 때 문제가 발생합니다. 예를 들어, 탄수화물을 급격히 과소 섭취하면 우리 몸의 세포들은 부족해진 에너지를 보충하려는 본능적인 작용을 시작합니다. 이 과정에서 허기를 느끼게 되고, 과식과 요요 현상으로 이어질 가능성이 높아집니다.

그렇다면, 부족한 에너지를 어떻게 보충할 수 있을까요? 해답은 호흡 명상에 있습니다. 부족한 에너지를 음식이 아닌 깊고 의식적인 호흡을 통해 충만하게 채울 수 있습니다. 호흡은 하늘의 에너지, 즉 산소를 받아들이는 과정으로, 몸의 세포들이 산소 에너지를 흡수하도록 돕습니다. 산소 에너지를 통해 부족하고 허전해진 몸을 보충할 수 있습니다. 이렇게 되면 세포들은 음식에서 부족한 에너지를 대체할 수 있으며, 허기조차 느끼지 않게 됩니다.

호흡만으로도 배가 부를 수 있습니다. 깊은 호흡은 단순히 산소를 들이마시는 것을 넘어서, 몸의 세포와 에너지의 균형을 유지하는 강력한 도구입니다. 호흡 명상을 통해 몸과 마음의 안정감을 찾으면, 요요 현상에 빠지지 않고 뺀 만큼의 날씬한 몸매를 유지할 수 있습니다. 깊은 호흡은 몸의 세포에 산소 에너지를 공급해 부족한 에너지를 보충합니다. 이를 통해 과도한 허기감을 예방하고, 체중 감량 이후에도 몸의 균형을 유지할 수 있습니다.

산소가 풍부하게 공급되면 세포 대사가 활발해지고, 몸 안의 독소가 배출됩니다. 이는 당뇨, 중성지방, 고혈압 등 만성질환을 예방하고 치유하는 데 효과적입니다. 호흡 명상은 몸의 에너지를 충전하면서 마음의 안정감과 평화를 가져옵니다. 이는 단순한 다이어트가 아닌, 몸과 마음의 건강을 모두 되찾는 방법입니다.

호흡 명상을 통해 하늘의 에너지와 조화를 이루면, 부족한 탄수화물을 대체할 수 있는 산소 에너지를 공급받을 수 있습니다. 이로써 허기를 느끼지 않으면서 요요 현상을 예방하고, 체중 감량 이후에도 건강한 몸과 마음의 상태를 유지할 수 있습니다. 깊은 호흡과 명상은 단순한 다이어트가 아니라, 몸과 마음의 조화로운 치유와 건강 회복을 위한 길입니다. 하늘과 땅의 에너지를 받아들여 몸의 기적을 깨우는 여정에 동참하세요.

굶고 호흡하라
: 몸을 정화하고 병을 고치는 길

몸에 고장이 생겼을 때 가장 효과적인 치유 방법은 굶는 것입니다. 음식 섭취를 줄이고 몸을 쉬게 하면, 뇌와 몸은 스스로 저장된 에너지를 사용해 치유 과정을 시작합니다. 하지만 굶으면 강렬한 식욕이 생겨나는 것도 사실입니다. 이 강렬한 허기를 다스리고 요요 현상을 방지하기 위해 가장 중요한 방법은 호흡 명상 수련입니다. 호흡 명상은 공기 중에 가득한 하늘의 기운, 즉 빛의 에너지를 몸 안으로 받아들이는 과정입니다. 이는 단순히 숨을 쉬는 것을 넘어, 몸과 마음을 정화하고 에너지 균형을 회복하게 만듭니다.

- **호흡 명상 수행법 요약**
  1. 조용하고 공기가 맑은 장소를 찾습니다.
  2. 가부좌를 틀고 앉아 두 눈을 감습니다.
  3. 평상시대로 호흡하면서 숨이 들어가고 나가는 과정을 알아차립니다.
  4. 들어오는 숨에 하늘의 에너지가 몸 안으로 채워지고, 나가는 숨에 몸속의 불순물과 독소가 빠져나간다고 상상합니다.
  5. 매일 같은 시간에 30분 정도 호흡 명상을 반복합니다.

이 간단한 수행만으로도 몸은 빛의 에너지로 충만해지며, 허기의 고통을 극복하고 마음의 평화를 얻을 수 있습니다. 우리가 보는 허공은 단순히 비어 있는 텅 빈 공간이 아닙니다. 허공은 우주의 빛 에너지로 가득 차 있으며, 이 에너지는 각종 정제된 곡물 섭취로 인해 불균형해진 몸과 마음을 정화하는 강력한 치유력을 가지고 있습니다. 호흡 명상을 통해 허공의 에너지를 받아들일 때, 몸 안의 독소와 과잉 에너지가 배출되며, 건강한 균형을 되찾을 수 있습니다.

병을 치유하기 위해서는 단순히 아무것도 먹지 않는 것이 아니라, 몸에 해로운 음식을 피하고 필요한 영양소를 적절히 섭취하는 것이 중요합니다. 특히, 밥, 빵, 면 등 곡물은 몸에 축적된 지방과 만성질환의 근원이 되기 때문에 멀리해야 합니다. 이러한 정제된 곡물 대신 찐 계란, 고기, 생선, 두부 등 단백질을 적절히 섭취해야 합니다. 그리고 깻잎, 시금치, 가지, 브로콜리, 아보카도, 견과류 등 채소와 건강한 지방도 적정량을 먹어야 합니다.

단백질과 채소류를 섭취하더라도 곡물을 끊으면 뇌는 몸에 쌓여 있던 탄수화물 지방 덩어리를 에너지로 전환하기 시작합니다. 뇌가 알아서 몸 안을 청소하기 시작하는 것입니다. 이 과정에서 몸 안의 독소와 축적된 지방이 해체되고, 건강한 몸으로 변화합니다.

탄수화물을 끊으면 당연히 허기가 느껴질 것입니다. 호흡 명상은 이 허기를 극복하고, 뇌와 몸을 새로운 균형으로 인도하는 강력한 도구입니다. 호흡을 통해 몸이 하늘의 기운으로 채워지면, 허기를 느끼지 않게 됩니다. 허기를 에너지로 전환하는 경험을 통해, 몸의 불필요한 축적물이 배출되고 병이 자연스럽게 치유됩니다.

  병을 고치고 몸을 정화하기 위해서는 단순히 음식을 끊는 것을 넘어, 호흡과 명상을 통해 하늘의 에너지를 받아들여야 합니다. 곡물을 멀리하고 탄수화물 축적의 고리를 끊는 동시에, 허공에 가득 찬 빛의 에너지를 활용하여 몸과 마음을 치유할 수 있습니다.

  굶는 것이 두렵습니까? 허기가 고통스럽습니까? 이러한 허기를 이길 수 없다고요? 그렇다면 당신은 여전히 몸과 습관에 의해 지배당하고 있는 것입니다. 그 결과, 당신은 아직도 당신의 몸과 마음의 진정한 주인이 되지 못하고 있는 것입니다. 호흡 명상을 통해 빛의 에너지로 충만한 몸과 마음을 만들어 보세요. 이는 단순한 다이어트를 넘어선, 건강한 삶으로 가는 첫걸음입니다.

몸과 습관을 이기려면
굶고 규칙적으로 명상하라

몸과 나쁜 습관을 이기기 위해 가장 효과적인 방법은 굶는 것과 규칙적인 명상입니다. 이러한 실천을 통해 당신은 원래의 건강한 몸과 마음을 되찾을 수 있습니다. 명상을 더욱 깊이 하려면 자신의 나쁜 습관을 돌아보고 마음을 비울 수 있는 절 수련을 병행하는 것이 좋습니다. 절은 단순히 신체를 움직이는 운동을 넘어, 몸과 마음의 조화를 이루는 수행법입니다.

● 절 수련의 방법과 원칙

108배를 습관화하라

매일 절의 횟수를 조금씩 늘려 가며, 10배, 30배, 50배, 108배 순으로 점진적으로 수행합니다. 궁극적으로 매일 108배를 습관화하는 것이 목표입니다.

즐거운 상태에서 끝내라

절은 자신이 즐거운 상태에서 마무리해야 효과가 지속됩니다. 과도한 목표를 설정하면 뇌가 금방 싫증을 느껴 지속하기 어렵습니다. 적절한 목표 설정이 중요합니다. 108배 이상을 수행할 수 있다면 더

좋지만, 매일 1천 배를 하는 것은 비현실적일 수 있습니다. 자신의 신체 상태와 즐거움을 고려해 목표를 설정하세요.

매일 같은 시간에 반복하라

매일 정해진 시간에 절을 반복하면, 몸이 자연스럽게 습관을 형성합니다. 일정한 시간이 되면 "왜 절을 안 하지?"라는 몸의 반응이 나타나며, 절 수행이 점차 쉬워집니다. 매일 꾸준히 같은 시간대에 절을 수행하면 승수 효과가 발생합니다. 같은 108배를 매일 같은 시간에 하면 다음 날에는 2배, 그다음 날에는 4배, 그다음 날에는 8배, 이런 식으로 효과가 배가됩니다. 몸이 정해진 시간에 절을 기대하고, 자연스럽게 동기 부여가 이루어집니다. 이를 통해 108배 수행이 어렵지 않게 느껴질 것입니다.

절 수련은 단순히 신체를 단련하는 것뿐만 아니라, 마음을 비우고 자신의 습관을 돌아보는 데 큰 도움을 줍니다. 굶으며 규칙적으로 명상하고, 절 수련을 병행하면 몸과 마음이 정화되고 건강을 되찾을 수 있습니다.

절은 단순한 운동이 아니라, 몸과 습관을 이기는 강력한 수행법입니다. 과도한 목표 대신 자신의 즐거운 수준에서 절을 시작하고, 매일 같은 시간에 반복해 보세요. 이러한 지속적인 실천이 몸과 마음의 변화를 가져오는 놀라운 기적을 만들어 낼 것입니다.

절 수련의 효과는 상상 이상으로 놀랍습니다. 아랫배에 쌓였던 지방질이 빠져나간 자리가 근육으로 채워지며 식스팩이 만들어지는 변화를 경험할 수 있습니다. 필자는 40대 이후부터 60살까지 아랫배가 임신 4개월 상태와 같을 정도로 불룩하게 나와 있었습니다. 하지만, 절 수련과 명상을 병행한 결과, 단 6개월 만에 아랫배에 식스팩을 만들 수 있었습니다.

처음에는 이러한 변화가 믿기 어려웠지만, 습관이 점차 자리를 잡으면서 몸이 스스로 믿기 어려울 만큼 변화하기 시작했습니다. 절 수련을 꾸준히 실천하면서 몸과 마음의 균형이 맞춰졌고, 이는 단순히 체형 개선을 넘어 삶의 활력을 되찾는 계기가 되었습니다.

이러한 변화는 단기간에 이루어진 것이 아니라, 꾸준한 절 수련과 명상의 결과임을 강조하고 싶습니다. 몸과 습관을 바꾸는 데는 인내와 지속적인 노력이 필요하지만, 절 수련을 통해 누구나 놀라운 변화를 경험할 수 있습니다.

사람의 의지 단련은 하기 싫은 것을
반복적으로 실행할 때 강하게 이루어진다

사람의 의지는 하기 싫은 일을 반복적으로 마주하고 극복하는 과정에서 강하게 단련됩니다. "하기 싫다"는 감정은 즉각적인 만족을 추구하려는 본능에서 비롯되지만, 이를 초월하여 행동으로 옮기는 반복적인 과정은 의지를 강화하고 장기적인 성장과 발전을 가져옵니다. 반복적으로 하기 싫은 행동을 실천하면 의지의 근육이 강화됩니다.

예를 들어, 절 수행과 같은 단순한 반복 행동도 하기 싫다는 감정을 극복하며 지속적으로 실행할 때 내적 강인함과 자기 효능감이 길러집니다. 이처럼 하기 싫은 일을 극복하고 반복적으로 실천하는 과정은 자신감을 높이고 자기 통제력을 강화하며, 궁극적으로 삶에 긍정적인 변화를 가져옵니다. 반복이야말로 참된 수행의 핵심입니다.

하기 싫은 행동을 작은 목표로 나누어 실천하면 처음에는 어려워 보였던 일도 점차 쉬워집니다. 매일 반복되는 작은 행동은 단순히 일회성으로 끝나지 않고, 시간이 지나며 삶 전체에 긍정적인 변화를 만듭니다. 하루 1%의 개선을 목표로 삼는다면, 1년 후에는 무려 37배의 성장을 이룰 수 있습니다. 이를 위해서는 구체적이고 측정 가능한 목표를 설정하는 것이 중요합니다. 예를 들어, "더 나은 사람이 되겠다"라는 추상적인 목표 대신 "하루 5분 동안 조용히 명상하기" 처럼 구체적인 계획을 세우는 것이 효과적입니다.

절 수행은 감정적 장애물을 극복하고 내적 평화를 찾는 데 유용한 훈련의 대표적인 예입니다. 반복적으로 절을 수행하며 하기 싫다는 감정을 이겨 낼 때, 자기 통제력과 회복 탄력성이 강화됩니다. 또한, 뇌의 전두엽이 활성화되어 의사결정 능력과 자기 조절 능력이 크게 발전합니다. 이러한 반복적인 과정은 단순히 의지를 강화하는 데 그치지 않고, 내면의 성숙과 깨달음을 향한 여정을 열어 줍니다.

작은 승리를 반복적으로 쌓는 것은 의지의 단련과 자기 효능감 향상에 있어 중요한 역할을 합니다. 매일의 작은 성취는 자신감과 긍정적인 자기 이미지를 형성하며, "나는 해낼 수 있다"는 확신을 심어 줍니다. 이러한 작은 승리는 즉각적인 만족을 주고, 큰 목표를 더 쉽게 달성할 수 있도록 돕습니다. 예를 들어, 하루 5분 명상을 시작으로 점차 30분으로 늘려 가는 과정은 작은 변화가 큰 목표로 이어지는 좋은 사례입니다.

반복적인 실행은 단순히 의지를 단련하는 데 그치지 않고, 삶 전체를 변화시키는 강력한 도구입니다. 하기 싫은 일을 반복적으로 실천하며 얻는 작은 승리는 단기적인 만족뿐만 아니라 내면의 성숙과 깨달음으로 나아가는 길을 열어 줍니다.

반복은 힘입니다. 단순한 행동이라도 꾸준히 반복하며 "하기 싫다"는 감정을 극복할 때, 내적 강인함과 자기 효능감이 길러지고, 삶 전체를 변화시키는 성숙한 여정을 만들어 갈 수 있습니다. 반복을 통해 얻는 작은 성취들은 시간이 지나며 큰 변화를 일으키는 동력이 될 것입니다.

작은 승리를 쌓아 병을 이기는 '승적이익강'의 의미

사람의 의지는 작은 승리를 통해 단련되고 강화됩니다. 손자병법에서 말하는 "작은 승리라도 반드시 이겨야 병사들이 더욱 강해진다."는 승적이익강(勝敵而益强)의 원리는 병과의 싸움에도 그대로 적용될 수 있습니다. 큰 승리는 많은 시간과 노력을 필요로 하기 때문에 자칫 멀게 느껴질 수 있지만, 작은 승리는 몸과 마음에 즉각적인 만족을 제공하며 더 큰 목표로 나아가는 길을 열어 줍니다. 몸의 세포들은 매일 작은 승리를 통해 자신감을 얻고 회복 능력을 강화합니다.

예를 들어 하루 5분 명상을 시작으로 이를 30분으로 확장하거나, 오늘 10배 절을 하고 내일은 15배 절로 늘리는 과정처럼 작은 변화들이 쌓이면 몸과 마음은 점차 자신을 신뢰하게 됩니다. 이는 "나는 더 큰 도전도 해낼 수 있다."는 확신으로 이어지고, 병과 싸우는 과정에서 큰 힘이 됩니다. 혈당 조절, 염증 완화, 독소 배출 같은 작은 성과들이 쌓이면 큰 병에 대한 두려움이 줄어들고, 이겨 낼 준비가 갖춰집니다.

절, 명상, 맨발 걷기 같은 활동은 몸의 순환을 돕고 세포를 활성화하며 회복력을 높이는 데 중요한 역할을 합니다. 이러한 작은 승리들은 단순히 치료를 넘어 병의 예방과 건강 유지에도 기여합니다. 작은 승리의 축적은 몸과 마음의 병사들에게 자신감을 불어넣어 더 큰 도전과 싸울 준비를 하게 합니다. 병은 심리적 압박감을 주지만, 작은 승리들이 축적되면 몸과 마음은 더욱 강해지고 병의 영향력을 약화시킬 수 있습니다.

작은 승리를 경험할 때, 뇌는 도파민을 방출하며 기분을 좋게 하고 더 많은 행동을 할 동기를 제공합니다. 작은 성취들이 쌓일수록 뇌는 "나는 해낼 수 있다."는 확신을 심어 주며 성공의 선순환을 만들어 냅니다. 따라서 처음부터 큰 변화를 시도하기보다는 하루 한 끼 탄수화물을 줄이는 등의 작은 변화를 통해 병의 영향력을 점진적으로 줄이는 것이 효과적입니다. 작은 승리는 병의 지배력을 약화시키는 강력한 도구로, 신체와 마음이 협력하여 건강 회복을 돕습니다.

젊은 세포를 활성화하고 몸의 순환을 촉진하며, 작은 승리를 통해 몸의 신뢰를 회복시킵니다. 명상은 심리적 회복과 마음의 힘 강화를 돕고, 맨발 걷기는 신체 순환 개선과 세포 건강 증진에 기여합니다. 이러한 작은 행동들은 몸과 마음의 병사들이 두려움을 극복하고 강력해지는 과정입니다. 세포 역시 큰 병을 넘어서기 위해서는 작은 승리를 통해 두려움을 극복하고 강해지는 경험을 반드시 거쳐야 합니다.

결론적으로, 매일 작은 승리를 쌓아 가며 면역 시스템과 세포의 회복 능력을 강화하는 것이 건강 회복과 유지의 핵심입니다. 작은 성취가 축적될수록 두려움은 줄어들고 회복력은 강화됩니다. 이 과정은 단순히 병을 이기는 것을 넘어 삶의 질을 높이는 데 기여합니다. 절 수행은 세포 활성화를 돕고, 명상은 심리적 안정을 가져오며, 맨발 걷기는 순환 개선과 건강 증진에 이바지합니다. 이러한 작은 행동들은 병과 싸우는 데 있어 강력한 무기이자, 삶의 도전에 맞설 준비를 돕는 과정입니다.

"작은 승리로 병을 무너뜨리자."는 철학은 손자병법의 전략과 현대 건강 철학을 통합한 강력한 비전입니다. 이는 병과 싸우는 과정에서뿐만 아니라 일상의 모든 도전에도 적용 가능한 중요한 원리입니다.

천지인 수행법
: 한 달 안에 일어나는 몸과 마음의 기적

이 모든 과정을 우리는 '천지인 수행법'이라 부를 수 있습니다. 천지인 수행법의 핵심은 호흡 명상을 통해 하늘의 기운을 느끼고, 땅에서 나온 음식을 절제하며, 절 수련을 통해 나의 몸과 마음을 정화하는 데 있습니다.

● **하늘의 기운을 느껴라**

호흡 명상은 천지인 수행법의 시작이자 중심입니다. 맑고 깊은 호흡을 통해 하늘의 양(陽) 기운을 받아들이고, 몸과 마음에 생명 에너지를 충만하게 채우십시오. 하늘의 기운은 당신의 몸을 정화하고 새로운 에너지로 가득 채워 줍니다.

● **땅에서 나온 음식을 소식으로 섭취하고, 맨발로 땅을 디뎌라**

과도한 탄수화물 섭취는 몸에 축적된 지방질의 주범입니다. 소식을 실천하고, 몸의 체지방이 완전히 녹아 없어질 때까지 탄수화물 섭취를 금해야 합니다. 단백질과 채소 위주의 간소한 식단으로 몸을 가볍게 만들어야 합니다. 그리고 맨발 걷기를 통해 땅의 기운을 느낌으로써 몸 안의 독소를 배출시켜야 합니다.

● **자기 자신에게 절을 하라**

절은 단순한 신체 활동이 아닙니다. 절은 '자기 얼'의 표현입니다. 매일 절하면 내 몸이 근육으로 바뀝니다. 자신에게 스스로 절하며 내면의 존엄과 가치를 되새기고, 몸을 근육으로 바꾸는 과정을 시작하십시오. 절을 통해 몸은 강해지고, 마음은 고요해집니다.

● **천지인 수행법의 기적**

천지인 수행법을 실천하면 단 한 달 안에 몸 안에서 기적이 일어납니다. 6개월이 지나면 주변 사람들조차 놀라며, 스스로도 변화된 몸과 마음의 기적을 실감하게 될 것입니다. 아랫배의 지방이 사라지고 근육이 자리 잡습니다. 몸 안의 각종 만성질환도 지방질과 함께 사라집니다. 몸과 마음이 가벼워지고, 이전에는 느낄 수 없던 생명 에너지를 충만히 느낄 수 있습니다.

왜 당신은 주저하고 있습니까? 건강해지는 것이 두렵습니까? 천지인 수행법은 단순한 다이어트나 운동 방법이 아닙니다. 이는 몸과 마음을 완전히 바꾸고, 삶의 기적을 이루는 여정입니다.

지금 바로 행동으로 옮기십시오. 하늘의 기운을 받아들이고, 땅의 음식을 절제하며, 자신을 위한 절을 시작하십시오. 그러면 당신의 눈앞에서 믿기 어려운 기적이 이루어질 것입니다. 이제, 하늘과 땅의 에너지가 당신과 하나가 되는 순간을 경험할 차례입니다. 당신이 원하는 건강과 삶의 변화는 이미 당신 안에 잠들어 있습니다. 깨어나십시오. 그리고 기적을 만들어 가십시오.

당뇨와 비만을 넘어

2장

천지인 수행법: 하늘과 땅, 그리고 나를 바꾸는 기적의 여정

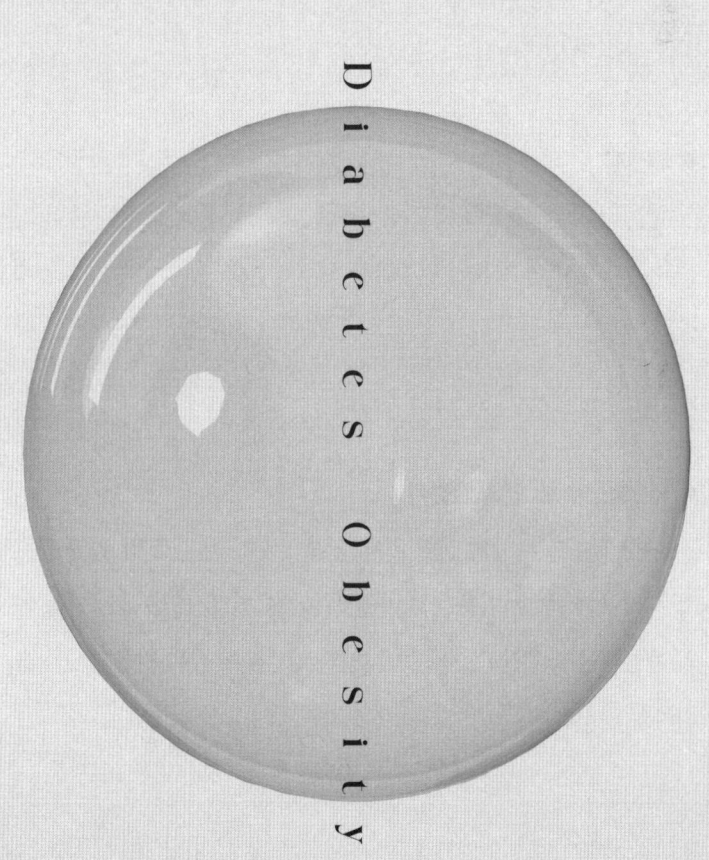

몸과 마음을 치유하는
천지인 수행법

천지인 수행법은 하늘과 땅, 그리고 자신의 에너지를 조화롭게 연결하여 몸과 마음을 치유하는 강력한 방법입니다. 이 수행의 핵심은 단순하지만, 꾸준히 실천하면 만병을 치유하고 삶의 기적을 이루는 힘을 얻을 수 있습니다.

● 대전제

매일 하루 한 끼를 덜 먹도록 하세요. 과도한 음식 섭취를 줄이고, 몸을 가볍게 하여 치유의 첫걸음을 시작하십시오. 소식(小食)을 통해 몸의 에너지를 절약하고, 스스로를 정화할 기회를 가질 수 있습니다.

● 제1 행동수칙: 맨발로 걷기

하루에 30분 이상씩 맨발로 땅을 걸으세요. 맨발로 땅 위를 걷는 것은 지구의 음(陰) 기운을 받아들이는 중요한 과정입니다. 이는 몸의 불균형을 바로잡고, 자연 에너지와 연결되어 몸과 마음의 균형을 회복시킵니다.

- **제2 행동수칙: 절하기**

자신에게 108배 절을 하세요. 하루 108배의 절은 몸의 순환을 촉진하고, 신체를 근육질로 바꾸는 강력한 수행법입니다. 절은 신체적 건강뿐 아니라, 내면의 평화와 자기 존중감을 강화합니다.

- **제3 행동수칙: 명상하기**

매일 같은 시간대에 30분 정도 명상하세요. 호흡에 집중하며 명상을 하면 하늘의 기운을 받아들여 몸과 마음이 충만한 에너지로 채워집니다. 명상은 잡념과 스트레스를 제거하고, 몸과 마음을 치유하는 데 핵심적인 역할을 합니다.

- **천지인 수행의 효과**

하루 1시간 30분, 이 간단한 수행을 한 달만 실천하면 놀라운 변화를 경험할 수 있습니다. 몸의 자가 치유력이 강화되어 만병이 자연스럽게 치유됩니다. 심지어 불치병도 극복할 수 있는 에너지와 내면의 힘을 얻을 수 있습니다. 몸과 마음이 조화롭게 정화되고, 삶의 활력이 회복됩니다.

- **결론**

천지인 수행법은 하늘의 기운, 땅의 기운, 그리고 자신의 에너지를 조화시키는 단순하지만 강력한 방법입니다. 하루 1시간 30분만 집중적으로 투자하면, 당신의 몸과 마음은 한 달 만에 기적적인 변화를 경험할 것입니다. 자연과 하나가 되는 이 수행을 통해, 스스로를 치유하고 새로운 삶을 시작하세요.

대전제
: 식사량을 획기적으로 줄여라

만병은 많이 먹는 데서 비롯됩니다. 하루 한 공기만 줄여도 만성 질환에서 벗어날 수 있습니다. 병을 치유하는 것은 의사가 아니라 바로 자신에게 내재된 자연 치유력입니다. 모든 생명체는 태어날 때부터 스스로를 치유할 수 있는 능력을 부여받았습니다. 그러나 많은 사람들은 이 치유력을 믿지 못하고, 의사나 병원에 의존하는 경향이 있습니다.

야생의 산짐승들을 보면, 몸이 아프면 음식을 일절 섭취하지 않고 가만히 휴식을 취하며 자연 치유에 몸을 맡깁니다. 반면에 사람들은 몸이 아프면 자연 치유력을 믿기보다 무조건 병원부터 찾을 생각을 하고 의사에게 의지하려 합니다. 이러한 습관은 자신의 치유력을 점점 약화시키고, 결국 면역력을 떨어뜨리며 몸을 더욱 약화시키는 악순환을 초래합니다.

몸이 아플 때는 음식을 중단해야 합니다. 1~2일 정도는 물만 섭취해도 생명에 지장이 없습니다. 오히려 소화에 쓰이는 에너지를 아껴, 몸이 스스로 치유에 집중할 수 있는 기회를 제공하는 것이 중요합니다.

당뇨, 고혈압, 고지혈증 등 혈관계 질환은 모두 과도한 음식 섭취에서 비롯된 병입니다. 따라서 밥의 양만 줄여도 병의 절반은 치유될 수 있습니다. 많은 사람들이 당뇨 또는 당뇨 전단계를 판정받으면 흰쌀밥 대신 잡곡밥이나 현미식을 선택하지만, 그 본질은 모두 당(糖)이라는 사실입니다.

필자는 처음 잡곡밥이나 현미밥으로 식단을 바꾸면 혈당이 적게 오를 것이라고 생각했습니다. 그러나 잡곡밥이라고 해서 혈당이 오르지 않는 것이 아니었습니다. 단지, 혈당이 오르는 속도를 느리게 할 뿐 결국은 모두 흰쌀밥과 같은 양의 당으로 전환됩니다.

만성질환에서 벗어나기 위해선 밥의 양을 획기적으로 줄여야 합니다. 현재 먹는 양의 절반 이하로 줄이는 것이 필요합니다. 밥, 빵, 면 등 탄수화물과 결별할 마음의 준비를 하십시오. 이는 단순한 식단 조정이 아니라 건강을 되찾기 위한 중요한 실천입니다.

밥을 줄이는 효과를 극대화하려면 식사 순서도 바꾸는 것이 중요합니다. 밥은 식사 맨 나중에 먹고, 반찬부터 먹는 거꾸로 식사법을 습관으로 만드세요. 이는 혈당 상승을 억제하고, 과도한 밥 섭취를 자연스럽게 줄이는 데 도움을 줍니다.

음식의 질과 양을 조절하는 작은 변화가, 만성질환을 극복하고 건강을 되찾는 첫걸음이 될 수 있습니다.

제1 행동수칙
: 하루 30분 이상 맨발로 걷기

● **매일 맨발 걷기로 지구의 기운을 받아라!**

맨발 걷기는 단순한 운동을 넘어, 몸과 마음을 정화하고 치유하는 자연 요법입니다. 매일 맨발로 땅을 걷는 것은 지구의 기운과 연결되어 몸의 균형을 회복하고 활성산소를 제거하는 데 큰 도움을 줍니다. 이는 과학적으로도 '접지(Earthing)'라고 불리며, 건강과 웰빙에 유익한 효과가 입증된 방법입니다.

● **지구의 기운으로 몸을 이완시켜라**

맨발 걷기는 몸을 자연과 연결하여 심신의 긴장을 완화시킵니다. 맨발로 흙, 풀, 모래와 같은 자연적인 표면을 밟으면, 지구의 에너지가 몸으로 흘러들어 오며 몸과 마음이 이완됩니다. 이러한 과정을 통해 스트레스와 불안을 줄이고, 편안한 수면을 취할 수 있게 됩니다.

활성산소 제거

활성산소는 노화와 각종 질환의 원인이 되는데, 맨발로 지구와 접지하면 몸 안에 축적된 활성산소를 땅으로 배출할 수 있습니다. 이는 염증을 줄이고, 몸의 자연 치유력을 강화하는 데 기여합니다.

자연의 에너지로 충만해지기

맨발로 걷는 동안, 지구 어머니의 생기가 몸 전체로 퍼져 나갑니다. 이는 체내 에너지 순환을 원활하게 하고, 몸을 활력으로 채워 줍니다.

● **발바닥의 중요성: 건강의 중심**

발바닥은 몸의 작은 축소판과 같습니다. 발바닥을 자극하여 제대로 설 수 있게 되면 몸 전체에 영향을 미치며, 다양한 질환의 치유를 도울 수 있습니다. 처음 맨발 걷기를 하면 심한 고통을 느껴 한 걸음도 내딛기 어려울 수 있습니다. 그러나 고통의 너머에 행복과 건강이 기다리고 있다는 사실을 명심하셔야 합니다. 고통은 당신의 몸이 당신에게 치유가 필요하다는 사실을 알려 주는 중요한 신호입니다. 고통이 느껴지지 않을 때까지 걷고 또 걸으세요.

혈액 순환 개선

맨발 걷기를 하면 발바닥이 자연스럽게 자극받아 혈액 순환이 원활해집니다. 이는 몸의 말초까지 산소와 영양소를 전달하며, 피로를 줄이고 체력을 회복시키는 데 도움을 줍니다.

바른 자세와 균형 잡기

맨발 걷기는 자연스러운 발의 움직임을 유도하여 잘못된 자세를 교정하고, 척추와 관절의 균형을 맞추는 데 효과적입니다. 바르게 설 수 있는 힘을 기르는 것은 신체의 전반적인 건강을 개선하는 데 필수적입니다.

● **질환 치유와 건강 회복**

맨발 걷기는 다양한 질환을 치유하고 건강을 회복하는 강력한 도구가 될 수 있습니다. 매일 꾸준히 실천하면 다음과 같은 효과를 기대할 수 있습니다.

- 염증 감소 및 만성질환 완화
- 스트레스 해소와 수면의 질 향상
- 면역력 증강과 신체 에너지 회복
- 우울증 및 불안증 해소로 정신적 안정
- 발바닥을 통한 신체 균형 회복으로 관절, 척추 건강 개선

● **매일 맨발 걷기 실천법**

적합한 장소 찾기

흙, 잔디, 모래 등 자연 표면이 있는 장소를 선택하십시오. 이러한 표면은 몸과 지구의 연결을 강화하는 데 이상적입니다. 요즘 대다수의 지자체에서 맨발 걷기 공원을 설치해 놓았으므로 자신이 가장 쉽게 접근할 수 있는 장소를 찾아 매일 방문하도록 합니다.

점진적으로 맨발 걷기 시간 늘려 가기

처음에는 하루 10~15분 정도로 가능한 수준부터 시작해 점차 시간을 늘려 가세요. 꾸준히 실천하면 몸과 마음이 자연스럽게 변화를 느낄 수 있습니다.

의식적으로 자연을 느끼기

걷는 동안 하늘과 땅, 자연을 느끼며 심호흡을 하십시오. 몸 안의 불순물이 빠져나가고, 지구의 생기가 채워지는 과정을 상상하십시오.

● 결론: 지구와 하나 되는 맨발 걷기

매일 맨발 걷기를 실천하면 몸은 지구의 기운을 받아 균형과 활력을 되찾습니다. 심장에서 가장 먼 발바닥이 자극받아 혈액 순환이 개선되고, 몸 안에 축적된 활성산소가 제거되며, 신체와 정신의 건강이 크게 향상됩니다. 자연과 연결되기 위해 맨발로 땅을 걸으십시오. 이는 몸과 마음, 그리고 삶을 바꾸는 첫걸음이 될 것입니다.

제2 행동수칙
: 매일 같은 시간에 절하기

● 절 수련의 힘: 매일 절을 하면 몸과 마음이 바뀐다

절은 '자기 얼'의 줄임말입니다. 절은 어떤 우상을 대상으로 하는 것이 아니라 자기 스스로를 대상으로 하는 것입니다. 절을 통해 스스로를 낮춤으로써 몸과 마음이 회복될 수 있습니다. 절 수련은 단순한 신체 운동이 아니라, 몸과 마음의 변화를 동시에 이끌어 내는 가장 강력한 수행법입니다.

매일 절을 실천하면 몸의 지방질이 줄어들고, 근육형 체질로 완전히 바뀌게 됩니다. 특히, 108배를 꾸준히 3개월만 실천하면, 몸은 근육을 기억하고 30개월 동안 유지할 수 있는 강한 기초 근육을 갖추게 됩니다. 이 과정에서 식스팩도 자연스럽게 만들어질 수 있습니다.

● 절 수련이 주는 몸의 변화

지방 감소와 근육 강화

절을 반복하면 몸의 지방질이 자연스럽게 소모되고, 근육량이 늘어나면서 탄탄한 체질로 바뀝니다. 이는 단순히 체중 감량을 넘어, 몸의 근본적인 변화를 가져옵니다.

유혹과 타협을 경계하라

절을 할 때 몸의 유혹에 넘어가 적당히 타협하거나 게으름을 피운다면, 몸은 절대로 바뀌지 않습니다. 절 수련의 진정한 힘은 지속성과 정성에서 나옵니다. 자신과의 약속을 지키며 꾸준히 실천해야 몸이 바뀌고 강인해집니다.

● 절을 통한 뇌의 변화

습관의 벽을 넘어서라

절을 매일 실천하면 뇌가 바뀌기 시작합니다. 절을 습관화하면, 뇌는 이를 긍정적으로 받아들여 자연스럽게 몸과 마음을 조화롭게 유지하려는 경향을 강화합니다.

나의 의지를 단련하는 가장 중요한 수행

절 수련은 나의 의지를 시험하고 단련하는 핵심 수행입니다. 누구나 절을 하기 싫어합니다. 무의식적으로 나의 뇌는 절에 대해 부정적인 느낌을 갖고 있습니다. "왜 절을 해야 하는데? 다른 거 하면 안 돼?" 곧바로 뇌에서 이러한 타협책이 쏟아져 나옵니다. 여기서 굽히면 영원히 나를 바꿀 수 없습니다. 나를 바꾸는 힘은 이러한 부정적 에너지를 극복하고 나의 뇌를 나의 의지대로 움직일 때 발휘됩니다.

절을 생활화해야 내가 바뀔 수 있습니다. 그리고 누구나 자신을 위해 절 수련을 일반화해 나갈 수 있습니다. 스스로에게 절하며 자신의 내면을 되돌아보고 존중하는 시간이야말로 진정한 자기 돌봄입니다.

- **절 수련의 시간과 효과**

  20~25분이면 충분하다

  108배는 단 20~25분이면 충분합니다. 이는 등산이나 산책을 2시간 이상 하는 것보다 훨씬 효과적이며, 짧은 시간에 몸과 마음에 깊은 영향을 미칠 수 있습니다.

  절 방석 하나로 충분하다

  절 수련은 특별한 도구나 비용이 필요하지 않습니다. 단지 절 방석 하나만 있으면 누구나, 어디서나 수행할 수 있습니다. 경제적이고 효율적인 운동과 수행법으로, 바쁜 현대인들에게도 적합합니다.

- **절이 명상 수행에 주는 도움**

  절은 단순히 몸을 움직이는 운동이 아니라, 깊은 명상 수행으로 이어지는 문입니다. 절을 반복하면서 몸과 마음이 정돈되고, 내면이 고요해집니다. 이는 명상 수행의 효과를 극대화하며, 정신적 집중력을 높이는 데 커다란 도움을 줍니다.

- **절 수련을 일상화하라**

  절은 더 이상 특정 종교의 수행에 국한되지 않습니다. 누구나 절을 통해 자신의 몸과 마음을 가꾸고, 내면의 평화를 찾을 수 있는 강력한 도구로 활용할 수 있습니다. 절을 통해 자신을 존중하고, 삶의 기적을 만들어 가십시오.

● **결론: 절 수련의 힘을 경험하라**

　매일 꾸준히 절을 실천하면, 당신의 몸과 마음은 상상할 수 없을 정도로 긍정적인 변화를 경험할 것입니다. 108배를 실천하는 데는 20분이면 충분하며, 특별한 도구나 비용 없이도 언제든 시작할 수 있습니다. 절은 단순한 운동이 아닙니다. 절은 몸의 변화를 이끌고, 마음의 고요를 찾으며, 내면의 힘을 깨우는 강력한 수행법입니다. 지금 바로 절 수련을 시작해 보십시오. 그 변화는 곧 당신의 삶 전체로 확장될 것입니다.

제3 행동수칙
: 명상 수행을 생활화하라

● **명상 수행은 몸과 마음을 치유하는 길**

명상 수행은 특별한 기술이나 거창한 방법을 필요로 하지 않습니다. 누구나 일상에서 쉽게 실천할 수 있으며, 꾸준히 생활화하면 몸과 마음의 건강을 동시에 회복할 수 있는 강력한 도구입니다. 따뜻한 방에 가부좌하고 앉아 두 손을 무릎에 올려놓고, 두 눈을 고요히 감고, 들이쉬는 숨과 나가는 숨을 알아채면 됩니다.

이러한 호흡 명상이 바로 마음을 우주처럼 넓힐 수 있는 가장 위력적인 명상법입니다. 코끝으로 들어오는 호흡이 하단전까지 흘러가는 과정을 제대로 바라보기만 하면 됩니다. 부처님께서는 "들이쉬고 내쉬는 숨을 온전히 바라보라."고 가르치셨습니다. 아나빠나사띠 명상 수행법의 핵심이 바로 이것입니다. 들어가는 숨을 알아채고, 나가는 숨을 알아채는 것이 호흡 수련의 핵심입니다.

숨은 자연스럽게 들이쉬고 내쉬면 됩니다. 평상시의 호흡과 다른 점은 숨이 들어오고 나가는 것을 의식한다는 점입니다.

● **명상 수행의 기본 원칙**

하단전에 의식을 두라

명상할 때는 머리로 집중하지 말고, 항상 배꼽 아래 하단전에 의식을 두는 것이 중요합니다. 하단전은 우리 몸의 에너지가 모이는 중심으로, 여기에 의식을 두고 자연스럽게 호흡하면 기운이 상기되지 않고 안정됩니다. 절대로 기운이 상기되지 않도록 의식을 항상 하단전에 두면 누구나 안심하고 몸의 기혈 순환을 강화할 수 있습니다.

명상 수행 중 기운이 상기되어 불기운이 머리 위로 오르는 경우가 생길 수 있습니다. 상기증의 하나인 주화입마(走火入魔)가 대표적인 부작용입니다. 이는 대부분 의식을 머리에 두면서 몸 안의 기혈 순환이 뒤틀려 통제할 수 없게 되었을 때 발생합니다.

조용히 내면을 응시하라

가부좌를 하고 두 눈을 감은 뒤, 배꼽 아래를 바라보는 마음으로 호흡에 집중하십시오. 그리고 생각을 끊도록 하세요. 그러면 몸과 마음이 고요해지면서 몸은 점점 더 안정되고 편안해집니다.

산소 에너지를 몸 깊숙이 받아들이라

깊은 호흡은 공기 중의 산소를 몸 깊숙이 전달하며, 이 산소 에너지가 바로 몸을 치유하고 살리는 우주 에너지의 본체입니다. 산소가 제대로 순환되면, 만병은 몸에서 설 자리를 잃게 됩니다.

● **명상과 요요 현상 극복**

밥을 적게 먹거나 단식을 하면, 요요 현상이 생길 수 있습니다. 이는 몸의 세포들이 본래의 상태로 돌아가려는 복원력을 작동시키기 때문입니다. 단순히 음식을 줄이는 것만으로는 몸의 새로운 상태를 유지하기 어렵습니다.

산소 에너지와 명상

명상을 병행하면 산소 에너지를 통해 몸이 허기를 느끼지 않게 됩니다. 산소는 에너지원으로 작용하여 세포가 새로운 상태를 본래 상태로 인식하도록 돕습니다. 그렇게 해서 살을 뺀 상태를 원래 상태로 인식하게 되어 요요 현상을 일으키지 않게 되는 것입니다.

다이어트의 실패 이유

수많은 다이어트 방법이 성공하지 못하는 근본적인 이유는, 호흡 수련과 명상 수행이 병행되지 않았기 때문입니다. 단순히 음식을 줄이거나 운동하는 것만으로는 몸의 자연스러운 균형을 유지하기 어렵습니다.

● **명상과 간헐적 단식의 조화**

최근 간헐적 단식을 하지 말라는 의사들이 많이 있습니다. 이들은 간헐적 단식을 권하지 않는 이유로 요요 현상을 꼽습니다. 이는 단식을 몸의 스트레스로 받아들이는 사람들이 많기 때문입니다. 그러나, 명상과 병행하면 이러한 문제를 극복할 수 있습니다.

명상을 통해 몸과 마음을 안정시키고, 단식 과정에서 느낄 수 있는 스트레스를 완화할 수 있습니다. 명상은 산소 에너지를 충분히 받아들여 세포가 새로운 상태를 자연스럽게 받아들이도록 돕습니다. 단순한 단식을 넘어서, 몸과 마음의 조화를 이루는 완전한 치유 방법으로 발전시킬 수 있습니다.

- **명상 수행의 종류: 아나빠나사띠, 위빠사나, 사마타**

  아나빠나사띠

  부처님께서는 코로 들어가는 들숨과 나가는 날숨을 알아차리는 아나빠나사띠(Aṇāpānasati) 호흡 수련을 통해 깨달음을 얻으셨다고 전합니다. 들이쉬는 숨과 나가는 숨을 의식하며, "내 코를 거쳐 가슴을 지나 복부, 그리고 발끝까지 숨이 들어오고, 다시 그 경로를 따라 숨이 나간다"는 것을 알아차리도록 합니다. 이 과정에서 숨을 알아차리면, 몸의 세포들이 천지의 기운을 감지하며, 그것이 곧 행복과 쾌감으로 전환됩니다.

  위빠사나

  위빠사나(Vipassanā)는 깊은 통찰과 직관의 상태로 들어가는 명상법으로, 숨이 들어오고 나가는 것을 아랫배로 느끼며 내면의 변화를 관찰하는 방법입니다. 몸의 기운이 충만해지면 이 통찰의 상태로 자연스럽게 전환됩니다.

사마타

사마타(Samatha)는 고요하고 평온하며 생각이 멈춘 상태, 즉 선정, 삼매 상태 속에서 마음의 에너지를 느끼는 명상법입니다. 하나의 대상에 마음을 집중함으로써 번뇌를 제거하고, 순간적으로 우주의 빛 에너지가 가슴에 가득 차는 것을 바라보는 것입니다.

삼매의 경지

삼매에 들면, 마치 내가 있는 듯 없는 듯, 존재가 사라지는 경지에 이르게 됩니다. 이러한 상태는 마음의 고요와 에너지가 극대화되는 순간으로, 진정한 내면의 평화를 경험하게 합니다. 아나빠나사띠, 위빠사나, 사마타의 수련은 깨달음과 행복으로 나아가는 중요한 수행의 길을 열어 줍니다.

명상 중에는 신비로운 빛이 등장합니다. 몸의 하단전에 기운이 차오르고, 가슴이 열리면서 에너지가 축적되면 뇌에서 큰 변화가 일어납니다. 명상에 들어가면 손바닥과 팔 전체에 강렬한 기운의 기둥이 서고, 머리에는 전기가 흐르는 듯한 느낌이 듭니다. 이 상태에서 단전에 의식을 집중하면 잠시 후 황금빛으로 가득한 우주가 눈앞에 펼쳐집니다. 평소에 허공을 바라보는 습관을 기르세요. 뇌는 이러한 이미지를 기억하고, 명상 중에 이를 떠올릴 수 있습니다.

한 번 보고 두 번 보고 자꾸만 보면 그것이 저절로 관상이 됩니다. 또한, 자신이 존경하는 부처님이나 예수님의 얼굴 생김새를 평소에 자세하게 익혀 두는 것이 좋습니다. 깊은 삼매에 들어가면 뇌리에

새겨진 분이 생생히 나타나십니다. 부처님이나 하늘과 합일된 상태가 바로 깊은 삼매의 경지입니다.

관세음보살님과 약사여래불에 간절한 호소

눈을 감으면 처음에는 암흑 상태, 즉 무명(無明) 상태에 머무르게 됩니다. 시간이 지나면 그 암흑이 점차 파란색, 하얀색으로 변화하다가 마침내 황금빛으로 바뀌게 됩니다. 온 우주에 황금빛과 하얀빛의 보석들이 가득 차고, 우주꽃이 피어오릅니다. 우주 허공 한가운데서 연못에 돌을 던졌을 때 물결이 퍼지듯, 황금빛 별들이 파동이 되어 우주 저편으로 퍼져 나갑니다.

그 파동은 다시 중심으로 몰려오고, 그 순간 눈부신 빛이 우주 꽃으로 변화해 떠오릅니다. 그 꽃의 한가운데에 부처님이 앉아 계십니다. 이 상태에서 어깨에 관세음보살님이 기운을 넣어 주시는 모습을 연상하면 온몸에 짜릿한 기운이 더욱 강하게 밀려옵니다.

몸에 아픈 부위가 있다면 그곳에 마음을 집중하며 약사여래불의 이름을 부릅니다. 약사여래불이 찾아오셔서 아픈 부위를 치유해 주시는 것을 느끼며, 정성 어린 마음으로 "약사여래불님, 제가 아파요. 낫게 해 주세요." 하고 간절히 기원합니다. 이러한 간절한 호소는 우주에 전달되며, 온 우주가 나의 고통을 알고 모든 기운이 나를 측은히 여겨 돕기 위해 몰려오는 듯한 느낌을 줍니다. 우주적인 사랑과 기운 속에서 치유와 평화를 경험할 수 있습니다.

● 명상 수행의 실천 방법

　장소와 자세

　조용한 장소에서 가부좌 자세로 앉아 두 눈을 감으십시오. 배꼽 아래 하단전에 의식을 두고, 몸의 중심에 집중합니다.

　생각을 끊고 호흡에 집중

　들어오는 숨과 나가는 숨을 자연스럽게 느끼며, 생각을 멈추고 내면의 고요함을 받아들입니다.

　몸 깊숙이 산소 채우기

　천천히 깊게 호흡하며, 산소가 몸 구석구석으로 퍼져 나가는 것을 상상하십시오. 몸 안에서 산소 에너지가 순환하며 치유를 돕는다는 느낌을 가집니다.

● 명상 수행의 효과

　허기 조절

　명상을 병행하면 허기를 극복할 수 있으며, 몸은 감량된 상태를 본래 상태로 인식하게 됩니다.

　만병 치유

　산소 에너지는 몸의 순환과 대사를 촉진하여 질병의 근원을 제거합니다. 당뇨, 고혈압, 비만 등 만성질환에서 벗어날 수 있는 강력한 도구입니다.

몸과 마음의 조화

명상 수행은 단순히 다이어트를 넘어, 몸과 마음을 하나로 연결하며 진정한 건강과 평화를 가져옵니다.

● **결론: 명상을 생활화하라**

명상 수행은 누구나 실천할 수 있는 간단하면서도 강력한 방법입니다. 하단전에 의식을 두고 깊은 호흡을 통해 산소 에너지를 받아들이십시오. 명상을 생활화하면, 허기를 다스리고 요요 현상을 극복하며 몸과 마음의 조화를 이루는 삶을 시작할 수 있습니다. 명상이야말로 건강을 지키고 삶을 변화시키는 근본적인 방법입니다.

3장

나의 천지인 수행을 통한 만성 당뇨 투병기

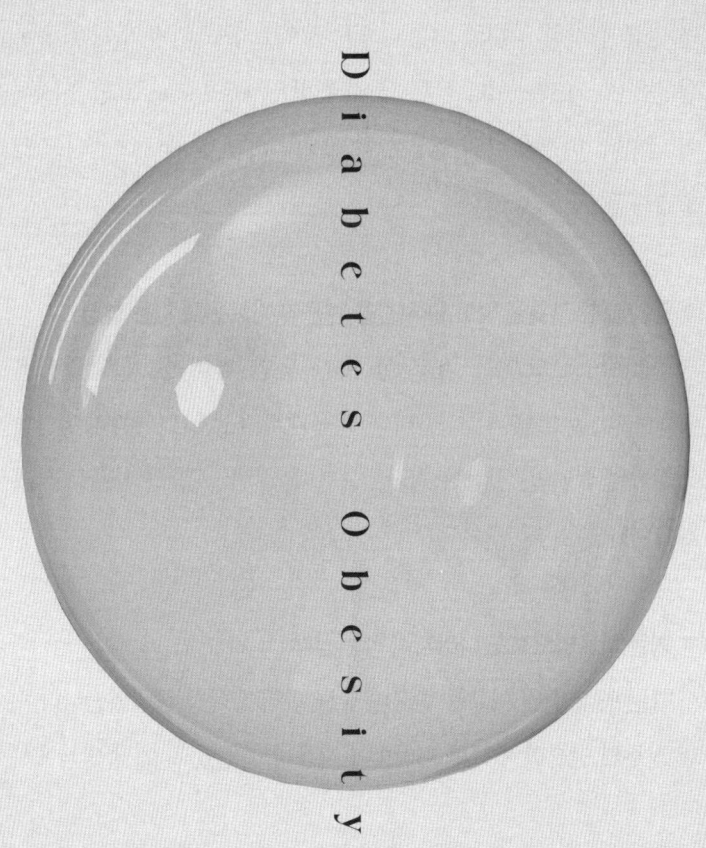

가공할 당뇨와의 싸움,
그리고 변화의 시작

2023년 9월 1일, 나의 당뇨 상태는 최악이었습니다. 일회용 혈당 측정기로 혈당을 재면 600mg/dL 이상의 측정 불가(HIGH) 상태가 표시될 정도였습니다. 이 수치는 정상 혈당 수치와는 비교할 수도 없을 만큼 심각한 상태였습니다. 일반적으로 당뇨 환자의 경우 공복 혈당은 80~130mg/dL, 식후 2시간 혈당은 90~140mg/dL를 유지해야 합니다. 하지만 나의 혈당은 이 정상 범위를 몇 배나 초월하고 있었습니다.

- **공깃밥 한 그릇을 먹고 한 시간을 걸은 후에도 변화 없는 혈당**

공깃밥 한 그릇을 먹고 한 시간 동안 걷기를 해도 혈당은 500~550mg/dL를 기록했습니다. 나름대로 운동을 병행하며 혈당을 조절하려 했지만, 결과는 처참했습니다. 삶이 고통 그 자체로 다가왔습니다.

- **기존 치료법으로도 나아지지 않는 상태**

나는 이미 병원 치료를 받으며 당뇨 관리에 나선 상태였습니다. 3년 전부터 인슐린 주사를 처방받아 사용하고 있었고, 매달 병원에서

5개의 인슐린 주사기를 처방받아 혈당을 조절하려고 노력했습니다. 그러나 상황은 개선되지 않았습니다.

● **밥의 양을 줄이는 노력**

하루에 먹는 밥의 양을 한 공기 반에서 한 공기로 줄였고, 일주일에 3일 정도 한 시간 동안 꾸준히 걷기를 병행했습니다. 그러나 이런 노력에도 불구하고, 혈당 수치는 줄어들 기미조차 보이지 않았습니다.

● **절망감과 한계**

병원 치료와 운동, 식단 조절까지 병행했음에도 혈당 수치가 변하지 않으니, 점점 나 자신에 대한 절망감이 커져 갔습니다. 과연 나는 이 상태를 극복할 수 있을까 하는 의문이 끊임없이 머릿속을 떠나지 않았습니다.

● **새로운 도전의 시작**

이 지점에서 나는 천지인 수행법이라는 새로운 길을 선택하기로 결심했습니다. 기존의 방법으로는 내 몸의 상태를 바꿀 수 없다는 사실을 깨달았기 때문입니다. 혈당 수치를 정상으로 되돌리고, 인슐린 주사에 의존하지 않는 건강한 삶을 되찾기 위해 몸과 마음의 변화를 이끄는 새로운 방식을 시도하기로 했습니다.

이후 나는 천지인 수행법을 통해 몸을 바꾸고, 혈당을 안정적으로 관리할 수 있는 방법을 찾아갔습니다. 지금의 나는 과거의 나와는 전혀 다른 삶을 살고 있습니다. 천지인 수행법은 단순한 건강법이 아니라, 나의 삶 전체를 변화시키는 계기가 되었습니다.

고지혈증, 고혈압, 전립선 비대증
: 악순환의 고통 속에서

나는 오랫동안 고기를 비롯한 육식을 즐겼습니다. 하지만 그 대가는 혹독했습니다. 콜레스테롤과 중성지방 수치는 정상인의 3배를 훌쩍 넘었고, 결국 고지혈증 약을 매일 복용해야만 했습니다. 이와 더불어 아스피린을 처방받아 매일 복용하며 혈액 순환을 돕는 약물 치료를 이어 갔습니다.

● **고혈압과의 싸움**

혈압도 심각한 수준으로 치솟았습니다. 160~170㎜Hg라는 고혈압 수치는 약물 없이 도저히 관리할 수 없는 상태였습니다. 결국, 나는 혈압약까지 추가로 복용하며 하루하루를 버텼습니다. 그러나 이 약물들은 내 몸을 근본적으로 치유하지 못한 채, 단지 불안한 균형 상태를 유지하는 데 그쳤습니다.

● **전립선 비대증의 고통**

59세부터는 전립선 비대증이 내 삶을 잠식하기 시작했습니다. 새벽 1시, 3시, 5시, 7시 등 2시간 간격으로 오줌보가 차올라 잠을 설칠 수밖에 없었습니다. 밤마다 반복되는 배뇨 때문에 숙면을 취할 수 없었고, 그로 인해 낮 동안에는 늘 피곤과 졸음에 시달렸습니다.

● 깨어 있는 시간에도 짜증과 무기력함

수면 부족이 누적되면서 작은 일에도 짜증이 나기 일쑤였고, 몸과 마음이 모두 지쳐 갔습니다. 어느 순간, 이렇게 살다가는 결국 죽음밖에 남지 않겠다는 생각이 들기도 했습니다.

● 밤에도 낮에도 찾아온 고통

하루 종일 졸린 눈으로 무기력하게 시간을 보내다, 정작 밤이 되면 편히 잠에 들지 못하는 악순환이 이어졌습니다. 수면제와 신경안정제를 복용하지 않으면 제대로 잠을 잘 수 없었고, 약물에 점점 의존하게 되었습니다. 이 모든 상황이 나를 압박하며, 나는 내 몸의 고통에서 헤어날 길을 찾지 못한 채 점점 더 깊은 절망 속으로 빠져들었습니다.

아랫배의 고통과 몸의 비명
: 죽음에 가까운 절망

나의 아랫배는 복압으로 인해 마치 임신 4개월 여성의 배처럼 팽팽하게 부풀어 올랐습니다. 체지방과 가스로 가득 차 있어 항상 답답했고, 배가 무겁게 느껴졌습니다. 키 169㎝에 체중은 84㎏, 표준 체중을 한참 넘어서는 상태였습니다. 움직임은 둔하고 몸은 점점 더 무거워져 갔습니다.

● **통증과 냉기로 고통받는 손과 발**

2023년 9월, 상황은 더 심각해졌습니다. 손과 발이 얼음처럼 차가워졌고, 가을부터는 손가락과 발가락에 바늘로 쑤시는 듯한 심한 통증이 시작되었습니다. 날씨가 조금만 차가워져도 통증은 견디기 힘들 정도로 악화되었고, 내 몸은 더 이상 나의 것이 아닌 것처럼 느껴졌습니다.

● **삶의 의미를 잃어 가다**

이 고통 속에서 나는 스스로에게 묻기 시작했습니다. "이것이 사람이 사는 것인가?" 날마다 찾아오는 통증과 불편함, 답답함은 나를 서서히 잠식해 갔고, 어느 순간 "이제 죽는 것이 더 낫지 않을까?" 하는 생각마저 들기 시작했습니다. 육체적 고통만이 아니었습니다. 점점 무너져 가는 몸과 함께 마음의 희망도 바닥을 치고 있었습니다. 삶에 대한 애착과 의지도 서서히 사라져 가고 있었습니다.

몸이 아프니 삶의 의욕도 점점 사라져 갔습니다. 당뇨 수치는 끝없이 올라가 600㎎/dL 이상으로 측정 불가(HIGH)라는 결과가 나오는 날이 빈번해졌습니다. 매일 당뇨 주사기를 60 단위씩 주사하며 혈당을 낮추려 애썼지만, 어느 날은 기억이 흐려 두 번 주사를 맞았다가 저혈당으로 인해 응급실에 실려 가기도 했습니다.

● **내 몸이 보내는 경고 메시지**

응급실에서조차 나의 상태는 난감했습니다. 의사는 혈당이 250㎎/dL로 여전히 매우 높은 수치라며 포도당 주사를 줄 수 없다고 했습니다. 그런데 내 몸과 뇌는 그 수치를 건강한 사람의 50㎎/dL 정도로 여기고 있었습니다. 평소 수치가 너무 높다 보니, 250㎎/dL조차 저혈당이라고 여길 정도로 몸이 정보를 왜곡해서 받아들이고 있었습니다.

식은땀과 공포감이 수시로 밀려오며, 몸은 점점 더 불안정해졌습니다. 이 상태로는 더 이상 지속할 수 없다는 경고를 내 몸이 보내고 있었습니다. 당뇨와 싸우는 매 순간은 공포 그 자체였습니다.

● **일상이 스트레스와 긴장으로 가득 차다**

스트레스가 극심했던 나는 매일 수면제와 신경안정제에 의존하며 하루하루를 버텼습니다. 화를 많이 내고 온몸이 항상 긴장 상태에 빠져 있었으며, 이로 인해 항우울제와 스트레스 해소를 위한 약을 처방받아 복용했습니다. 약 없이는 잠들 수조차 없었고, 몸과 마음은 점점 더 불안정해져 갔습니다.

심지어 이발소에 가서도 편하게 머리를 자르지 못하고 고통에 시달려야 했습니다. 머리를 자르는 동안에도 머리로 기운이 역상해 불안과 긴장이 극에 달했고, 식은땀을 흘리며 빨리 끝나기만을 기다렸습니다. 참을 수 없어 이발사에게 "이유는 묻지 마시고 빨리만 잘라 달라"고 요청하기도 했습니다. 내 지나친 긴장 상태에 이발사가 오히려 당황스러워할 정도였습니다.

이유 없이 식은땀이 흐르고, 몸과 마음이 전혀 이완되지 않는 상태가 계속되었습니다. 내 몸은 어떤 순간에도 편안함을 느끼지 못했고, 모든 일상이 스트레스와 긴장으로 가득 차 있었습니다. 평범한 일조차 버겁게 느껴지는 고통스러운 나날이었습니다.

술과 과식
: 건강을 무너뜨린 악순환의 시작

　내 건강이 악화된 주요 원인 중 하나는 술이었습니다. 나는 술을 많이, 그리고 자주 마셨습니다. 술을 마신 뒤에는 크고 작은 실수를 반복했고, 술로 인해 삶이 점점 더 어긋나기 시작했습니다. 술은 단순히 기분을 푸는 수단이 아니라, 악업을 만들어 내는 원천이었습니다.

　식사 습관도 문제였습니다. 육식을 선호했고, 식사량도 늘 많았습니다. 배가 부르다 못해 터질 듯 먹곤 했고, 이런 생활이 지속되면서 내 몸은 점차 건강의 균형을 잃어 갔습니다.

● **당뇨의 경고와 악화**

　내가 처음 당뇨 초기 증상을 알게 된 것은 20대 후반이었습니다. 그때 의사는 "운동을 열심히 하라"는 조언과 함께 당뇨의 가능성을 경고했습니다. 그러나 나는 그 경고를 가볍게 여겼고, 술과 과식의 생활을 멈추지 않았습니다.

　결국, 당뇨 수치는 점점 높아졌고, 50대에 들어서는 혈당이 500mg/dL를 넘어가는 상황이 반복되었습니다. 심지어 600mg/dL 이상으로 측정 불가(High)가 찍혀 측정 자체가 불가능한 경우도 잦았습니다. 이 상태는 단순한 병이 아니라, 나를 죽음으로 몰아가는 위협 그 자체였습니다.

● 건강을 되돌리기 위한 결심

술과 과식, 그리고 방치된 당뇨는 나를 완전히 파괴의 길로 이끌고 있었습니다. 하지만 이 절망 속에서, 나는 더 이상 이런 삶을 지속할 수 없다는 결심을 하게 되었습니다. 술과 과식을 끊고, 건강을 되찾기 위한 여정을 시작하지 않는다면, 삶은 끝이 날 것이라는 두려움이 나를 일깨운 것입니다.

● 부부 관계와 술: 분노와 절망의 악순환

내가 술을 많이 마시게 된 데에는 나의 태만에 근본 원인이 있었지만, 부부 관계의 악화도 큰 이유였습니다. 아내와의 관계는 점점 더 나빠졌고, 그로 인해 나의 분노는 점점 격렬해졌습니다. 아내는 보험회사에서 일하며 물질 지향적이고, 어디서나 나서기를 좋아하는 성향이 강했습니다. 그런 그녀를 보며 나는 점차 극도의 분노감을 느꼈고, 그 감정은 통제하기 어려운 수준에 이르렀습니다. 처음에는 단순한 말싸움으로 시작했지만, 시간이 지나면서 마음속에는 분노가 쌓여 갔습니다.

● IMF와 아파트 구매, 그리고 분노의 폭발

IMF 위기 직전, 아내는 나의 반대에도 불구하고 아파트를 구매했습니다. 이후 과도한 씀씀이와 경제적인 문제로 인해 심각한 부부 싸움이 끊이지 않았습니다. 싸움은 날이 갈수록 격렬해졌고, 그로 인해 집 안의 화초들조차 시들어 죽어 갔습니다. 평소 잘 관리하던 식물들마저 집 안의 분노와 갈등의 기운을 느꼈는지 하나둘씩 시들기 시작한 것입니다. 이는 단순한 싸움이 아니라, 집 안 전체를 뒤덮은 분노와 절망의 에너지를 상징하는 것처럼 보였습니다.

● **분노의 여파: 정신과와 약물의 의존**

부부 싸움이 계속되면서 나의 정신은 산란해지고, 잠을 잘 수 없는 상태가 되었습니다. 결국, 나는 정신과를 찾게 되었고, 수면제를 처방받아 꾸준히 복용해야만 했습니다. 이뿐만 아니라, 당뇨약과 각종 약물에 의존하게 되면서, 몸과 마음은 점점 더 피폐해져 갔습니다. 분노와 갈등, 약물 의존이라는 악순환은 나를 점점 더 깊은 나락으로 몰아넣었습니다.

● **이혼과 고독 속에서의 안식**

결국, 나는 이혼이라는 선택을 하게 되었습니다. 혼자가 된 뒤에는 싸울 일이 줄어들면서 정신이 어느 정도 안정되었고, 마음속의 분노도 조금씩 가라앉기 시작했습니다. 하지만, 이혼 후에도 여전히 약물에 의존한 불안정한 삶은 계속되었습니다. 분노와 스트레스가 사라지면서 삶이 다소 평화로워졌지만, 몸과 마음에 남은 흔적들은 쉽게 치유되지 않았습니다.

● 혼자만의 고요와 새로운 시작

　혼자가 되면서 싸움 없는 평화를 누리게 되었지만, 내 몸과 마음은 이미 오래된 상처로 인해 지쳐 있었습니다. 이혼 후 찾아온 고독은 때로는 안식이 되었지만, 동시에 삶의 새로운 방향을 찾아야 한다는 내면의 도전을 남겨 주었습니다. 나의 여정은 여전히 불안정했지만, 분노의 굴레에서 벗어난 것만으로도 새로운 시작의 가능성을 느낄 수 있었습니다.

단백뇨의 진행과 신장의 위기
: 불가역적 상태로의 악화

단백뇨(Proteinuria)는 신장의 건강이 심각하게 손상되었음을 나타내는 주요 신호 중 하나입니다. 단백질은 원래 신장을 거치며 걸러져 소변으로 배출되지 않아야 하지만, 신장의 여과 기능에 이상이 생기면 단백질이 소변으로 배출됩니다. 내 단백뇨 수치는 불가역적 단계로 악화된 상태에 도달했습니다. 이는 신장의 여과 장치인 사구체(glomerulus)가 손상되어, 신장의 정상적인 기능을 거의 상실했다는 것을 의미합니다.

● **증상과 징후**

화장실에 갈 때마다 소변에 거품이 가득 일어났습니다. 거품은 소변에 단백질이 다량 포함되어 있다는 명백한 징후였습니다. 소변을 볼 때마다 신장의 손상 상태가 떠올라 두려움에 휩싸이곤 했습니다.

병원에서 신장 기능 검사를 받은 결과, 단백뇨 수치가 신장 손상의 불가역적 단계로 평가되었습니다. 의사는 이 상태를 방치할 경우 결국 투석(Dialysis)을 해야 할 수도 있다고 경고했습니다. 투석은 신장이 제 기능을 하지 못할 때 혈액에서 노폐물과 과잉 수분을 제거하는 생명 유지 치료로, 신부전 말기에 이르게 된 환자들이 받는 치료입니다.

단백뇨는 여러 요인에 의해 발생하며, 나의 경우 당뇨가 주요 원인이었습니다. 당뇨병은 장기간 지속될 경우 당뇨병성 신증(Diabetic Nephropathy)으로 이어질 수 있습니다. 고혈당 상태는 사구체를 포함한 신장의 미세 혈관을 손상시켜, 신장이 단백질을 제대로 걸러내지 못하게 만듭니다.

● **회복 불가능한 상태로 접어드는 신장 손상**

의사는 현재 상태에서 방치하면 투석을 해야 할 가능성이 매우 높다고 경고했습니다. 단백뇨는 단순히 신장의 문제로 끝나지 않고 신체 전반의 건강을 위협합니다. 소변에서 거품이 보일 때마다 내 건강 상태에 대한 심리적 스트레스가 가중되었습니다. 화장실을 가는 것조차 두려운 일이 되었고, 신장 손상이 회복 불가능한 상태로 접어들고 있다는 사실은 내 삶에 큰 그림자를 드리웠습니다.

단백뇨 수치가 불가역적 단계로 악화된 상황에서, 투석이라는 최악의 시나리오를 막기 위해 무엇보다 철저한 관리와 변화가 필요했습니다. 신장의 건강은 나의 전반적인 삶의 질과 직결된다는 것을 깨닫고, 당뇨와 혈압, 그리고 생활 습관을 근본적으로 개선하기 위한 노력을 결심해야만 했습니다. 이것은 단순히 질병 관리가 아니라, 나의 삶을 되살리기 위한 절박한 전환점이었습니다.

중성지방 수치 과다
: 심혈관 건강의 적신호

중성지방(Triglycerides) 수치가 과도하게 높아지며 고지혈증 진단을 받았고, 이로 인해 심혈관 건강에 심각한 위기가 찾아왔습니다. 나는 중성지방이 정상인보다 3배 이상 높아져 고지혈증 약을 먹어야 했습니다. 이는 단순한 수치 이상의 문제로, 심혈관 건강에 심각한 위기를 초래하는 주요 원인이 되었습니다. 의사는 내게 중성지방이 비정상적으로 높아지면 심혈관 질환, 대사 증후군, 그리고 여러 만성질환을 유발할 수 있다고 경고했습니다.

- **과잉 섭취된 칼로리와 지나친 음주**

이러한 고지혈증은 과잉 섭취된 칼로리에서 비롯된 것이었습니다. 먹는 음식에서 남는 칼로리는 중성지방으로 전환되어 간에 축적되고, 혈액으로 방출된다고 합니다. 이는 혈액이 끈적해지고, 혈관을 막히게 하며, 심혈관 질환의 위험을 높였습니다.

지나친 음주도 큰 영향을 미쳤습니다. 알코올은 간에서 중성지방 합성을 증가시키는 주요 요인 중 하나였습니다. 술을 자주 마시는 습관이 혈중 중성지방 수치를 크게 높이며, 나를 위험으로 몰아넣었습니다. 여기에다 운동 부족으로 중성지방이 에너지로 연소되지 않고, 혈액 속에 축적되었습니다. 이는 비만과 대사질환의 악화를 촉진했습니다. 체중 과다와 함께 당뇨병의 진행이 중성지방 수치를 더 높이고, 대사 증후군의 악순환을 유발했습니다.

● **종합병원의 축소판 상태**

 이러한 생활 습관의 결과로 혈관 계통의 끈적임과 심장 건강에 직접적인 경고가 나타났습니다. 혈관이 끈적끈적해지며, 심장이 따끔거리는 증상이 자주 나타났습니다. 이는 동맥경화, 고혈압, 심근경색 등으로 발전할 위험을 시사했습니다.

 실제로 당뇨와 고혈압이 동반되어 나타났습니다. 게다가 음주로 인해 간에 지방이 축적되며, 알코올성 지방간이 진행되었습니다. 내 몸은 비만, 고혈압, 당뇨병, 고지혈증, 지방간 등으로 가득 찬 종합병원의 축소판 상태였습니다. 말 그대로 내 몸 안에 찾아온 병명만으로도 종합병원을 차릴 정도의 만성 성인병이 찾아온 것입니다.

50대 후반, 만성질환의 무게

50대 후반에 접어들며, 나는 야뇨증에 시달리기 시작했습니다. 밤마다 화장실에 가기 위해 반복적으로 깨어나야 했고, 이로 인해 수면의 질은 극도로 나빠졌습니다. 하루를 피곤하게 시작하는 일이 일상이 되었고, 몸은 점점 더 지쳐 갔습니다.

이 시기에 나는 이미 온갖 질환에 휩싸인 중증 만성질환자가 되어 있었습니다. 정상치에 머물던 혈압이 점점 상승하더니 200mmHg에 이를 정도로 위험 수위에 도달했습니다. 이 상태는 뇌졸중, 심장병 등 치명적인 합병증의 위험을 크게 증가시키는 수준이었습니다. 당뇨병, 고지혈증, 신경 불안, 수면장애 등 여러 질환이 얽히며 몸은 점점 더 무거워지고, 생활은 고통스러워졌습니다.

야뇨증으로 인한 수면 부족과 고혈압으로 인한 부담은 정신적, 육체적 피로를 가중시켰습니다. 몸의 균형이 완전히 무너진 상태에서 나는 만성질환의 악순환에 빠져들었고, 이는 삶의 질을 크게 떨어뜨렸습니다. 이 상황은 단순한 질병 관리로 해결될 문제가 아니었습니다. 나는 이 모든 문제를 뿌리부터 해결하지 않으면, 더 큰 위기가 다가올 수밖에 없다는 사실을 깨닫기 시작했습니다. 몸과 마음의 회복을 위한 변화가 절실히 필요했습니다.

60대 초반,
죽음과 마주한 날들

60대에 접어들면서, 당뇨와 신경 불안정이 점점 심각해졌습니다. 그 결과 죽음이 눈앞에 보이기 시작했습니다. 매일 죽음과 마주하며, "이렇게 살다가 가는 것인가?"라는 질문이 머릿속을 떠나지 않았습니다. 처음에는 죽음에 대한 두려움과 싸우며 몸부림쳤지만, 시간이 흐르면서 죽음조차 받아들이게 되는 순간이 찾아왔습니다. "어차피 언젠가는 가는 것인데, 무엇에 미련을 두고 집착한단 말인가?"라는 깨달음이 마음속 깊이 자리 잡았습니다.

● 몸의 본능이 알려 준 새로운 길

그 순간, 내 몸속 세포들이 "자연 속으로 들어가야 한다!"는 외침을 보내는 듯한 느낌이 들었습니다. 도시의 삶 속에서 병든 몸과 마음이 자연으로 돌아가야만 회복될 수 있다는 메시지를 깨달은 것입니다.

그리하여 나는 깊은 산속의 전원주택을 구입해 자연 속으로 들어갔습니다. 고요하고 평화로운 자연 속에서 몸과 마음을 돌보기 위해 새로운 삶을 시작했습니다. 그렇게 산속에 들어가 산 지도 어느덧 10여 년이 되었습니다. 도시의 번잡함과 스트레스에서 벗어나, 자연

속에서 몸과 마음을 회복하는 삶을 이어 가고 있습니다. 자연은 나의 몸과 마음에 새로운 생명력을 불어넣었고, 죽음과 두려움을 넘어 삶의 새로운 길을 열어 주었습니다.

● 갑자기 찾아온 수족냉증과 바늘로 쑤시는 듯한 고통

내가 60세를 넘길 수 있었던 것은 일찍 자연을 찾아 들어간 덕분이었습니다. 그러나 60세를 넘긴 2023년 9월, 손과 발에 냉기가 엄습하기 시작했습니다. 수족냉증은 날이 갈수록 심해졌고, 온몸에 아린 고통이 몰려왔습니다.

시간이 지날수록 상태는 점차 악화되었고, 손과 발에 바늘로 쑤시는 듯한 통증이 아침부터 밤에 잠들기 전까지 끊임없이 이어졌습니다. 자는 시간을 제외한 모든 깨어 있는 순간이 고통의 연속이었습니다. 이 통증은 단순한 불편함이 아니었습니다. 그것은 삶을 짓누르는 끝없는 고문처럼 느껴졌고, 몸의 고통은 점차 정신까지 잠식해 갔습니다. 하루하루를 견디는 일이 극도의 인내와의 싸움이 되어 버렸습니다.

살아남기 위한 나의 몸부림
: 살려면 죽음을 응시하라!

50대 후반 이후, 나는 오랜 시간 동안 죽음과 마주하며 살았습니다. 60살 이전에 죽는 것이 아닐까 하는 생각이 머릿속을 떠나지 않았고, 이로 인해 깊은 절망감에 빠져들었습니다. 매일 찾아오는 고통은 죽음이 가까이에 있다는 것을 끊임없이 상기시키는 듯했습니다. "차라리 죽는 것이 고통에서 벗어나는 길이 아닐까?" 하는 생각이 내 마음을 지배했습니다. 삶은 더 이상 즐거움이나 행복과는 거리가 멀었습니다. 세상 사는 것은 재미가 아니라, 온통 고통으로 가득 차 있었습니다.

나는 스스로에게 계속 물었습니다. "이렇게 고통스럽게 사느니 죽는 것이 더 낫지 않은가? 한 번 태어나면 죽음을 피할 수 있는 사람이 어디 있는가?" 삶에 대한 희망은 점점 사라졌고, 죽음을 더 이상 두려운 존재가 아닌, 고통으로부터의 탈출구로 여기게 되었습니다. 이러한 생각은 나를 더 깊은 어둠 속으로 몰아넣었고, 고통과 싸우는 하루하루는 끝없는 소모전처럼 느껴졌습니다.

● **죽음을 의식하며 얻은 고요함과 해방감**

그런데 삶에 대한 애착이 점차 줄어드는 것과 비례해, 오히려 새로운 삶의 꽃이 피어오르기 시작했습니다. 죽음을 매일 의식하며 삶을 내려놓을수록, 역설적으로 강렬한 생명의 불길이 타오르기 시작한 것입니다.

매일 매 순간마다 죽음을 의식하며 삶을 버리자, 내 안의 온갖 집착과 갈망, 갈애가 사라지기 시작했습니다. 불교에서 말하는 인간의 5대 욕망, 즉 색욕, 식욕, 재물욕, 명예욕, 수면욕은 나를 지배하던 힘이었지만, 죽음을 바라보며 살아가다 보니 그 힘이 점차 약해져 갔습니다.

나는 이 상태를 계기로, 스스로를 돌아보기 시작했습니다. 삶을 다시 붙들려 하기보다, 욕망에서 벗어난 내 마음이 얼마나 달라졌는지, 나의 상태를 하나씩 살펴보았습니다. 죽음을 의식하면서 얻은 이 고요함과 해방감은, 내 삶을 완전히 다른 방향으로 이끌어 가기 시작했습니다.

● **여색에 대한 욕망이 사라지다**

59세가 되던 해부터 여색에 대한 욕망이 사라지기 시작했습니다. 살아오면서 가장 깊숙이 빠져 있었던 육욕(肉慾), 즉 여색에 대한 갈망이 점차 내 안에서 희미해져 갔습니다. 부처님은 여색에서 벗어나기 위한 방법으로, 욕망을 일으키는 대상에 대해 다음과 같이 말씀하셨습니다.

"차지하고 싶은 미녀가 나타나면 곧장 그녀가 늙어 가는 모습을 연상하라. 그리고 그녀가 죽어 시체가 되어 고름이 흐르고, 구더기가 끓으며 살이 사라지고, 궁극적으로 해골과 뼈만 남아 진토로 사라지는 과정을 떠올리라."

이 방법은 여색에 대한 집착을 끊는 강력한 수행법으로 알려져 있습니다. 그러나 내 경우는 조금 달랐습니다. 나는 죽음을 끊임없이 떠올리는 과정에서 자연스럽게 색에 대한 갈애가 사라지기 시작했습니다. 죽음을 직면하며 삶과 욕망에 집착하지 않는 법을 배우다 보니, 여색이라는 가장 강렬한 욕망조차도 점차 힘을 잃고 내 마음에서 떠나갔습니다. 이것은 스스로도 놀라운 변화였으며, 삶에 대한 새로운 통찰을 열어 주는 계기가 되었습니다.

● **재물에 대한 욕심이 사라지다**

죽음을 응시하며 살아가면서, 재물에 대한 욕심도 자연스럽게 사라지기 시작했습니다. 이제는 최소한으로 필요한 만큼만 남겨두고, 더 이상의 소유에 대한 집착은 점차 잦아들었습니다.

나는 30대 후반에 아파트를 한 번 구매한 이후로 더 이상의 아파트에 대한 욕심을 버렸습니다. 서울에서 전세살이를 하거나 반전세, 월세 등으로 살다가, 세종으로 내려온 뒤에는 2년간 전세 생활을 이어 갔습니다. 지방으로 이전한 사람들에게 제공하는 특별공급조차 받지 않았습니다. 그 흔한 투기도 해 본 적이 없습니다.

그러던 중, 집주인으로부터 전세금을 2년 만에 1억 5천만 원이나 올려 달라는 요구를 받게 되었습니다. 집주인은 대전의 공공기관에 근무하던 사람이었는데, 세종시 아파트를 분양받아 여러 채의 집을 소유하고 있었습니다. 세종은 온갖 투기꾼으로 가득 차 이전자들이 살아야 할 집을 선점하고 있었습니다.

이에 나는 고민 끝에 2억 5천만 원의 전세금으로 충남 공주의 깊은 산속 십승지에 위치한 전원주택을 구입하기로 결정했습니다. 나중에 알고 보니 이곳은 부처님이 말씀하신 "수련을 위한 한적하고 조용한 곳"이라는 조건에 딱 들어맞는 곳이었습니다. 부처님은 말씀하셨습니다.

"모든 번뇌를 없애기 위해서는 깊은 산속의 한적한 곳에서 홀로 수련하라. 한적하고 조용한 곳은 마음의 평화를 주며, 사람들 속에서 살지 않는 것이 더 나은 삶이다."

그 말씀처럼, 나는 죽음을 맞이할 준비를 한다는 마음으로 산속에 자리 잡게 되었지만, 아이러니하게도 오히려 몸이 살아나는 변화를 경험하기 시작했습니다. 자연 속에서의 생활은 내 몸과 마음을 점차 회복시켜 주었고, 삶의 새로운 활력을 불어넣어 주었습니다.

새로운 일상,
새로운 발견

이곳에서의 삶은 생각보다 훨씬 단순하고 평화로웠습니다. 세종까지 편도로 45분씩 차를 몰고 출퇴근했지만, 이는 과거 수원에서 서울까지 출퇴근하던 시간보다 훨씬 적게 걸렸습니다. 깊은 산속의 자연은 나를 조용히 감싸 주며 번뇌를 잦아들게 했고, 도시에서 벗어나 새로운 삶의 방식을 발견하게 해 주었습니다.

죽음과 가까워진다고 생각하며 선택한 산속의 생활은, 역설적이게도 내 삶의 회복과 재생을 이끄는 계기가 되었습니다. 번잡한 세상에서 멀어져 자연 속에서의 단순한 삶을 받아들이는 것이, 진정한 치유의 시작이었음을 깨닫게 되었습니다.

● **어린 시절의 열악한 주거 환경과 집에 대한 욕망의 형성**

나는 어린 시절, 열악한 주거 환경 속에서 자랐습니다. 부엌에서는 산에서 채취한 나무로 불을 때야 했고, 다 썩은 대나무 위에 밥그릇을 올려놓고 식사를 하며 살았습니다. 집 안의 장롱은 썩어 가고 있었고, 초가집은 매년 가을 벼농사가 끝나면 짚단으로 지붕을 새로 덮어야 했습니다. 이불에서는 더러운 냄새가 풍겨났고, 집 안에 머물기조차 힘들어 산과 들을 떠돌아다니며 시간을 보냈습니다.

이런 환경 속에서 좋은 집에 대한 원초적인 욕망은 점점 커져 갔습니다. 당시의 나는, 편안하고 안정된 집이 얼마나 큰 축복인지 절실히 느끼며 자랐습니다.

● **서울에서 부풀어 오른 주거 욕망과 IMF의 충격**

서울로 올라온 후, 집에 대한 욕망은 더욱 커졌습니다. 그 결과 제대로 된 자금도 없이 새마을금고에서 돈을 빌려 어렵게 아파트를 구매했습니다. 하지만 얼마 지나지 않아 IMF 사태가 터졌고, 결국 그 집을 팔고 가족들이 뿔뿔이 흩어지는 아픔을 겪어야 했습니다. 나는 다시 시골로 내려가 새로운 삶을 시작해야 했습니다.

이 과정을 통해, 집에 대한 욕망은 점차 줄어들기 시작했습니다. 집을 소유하는 것이 삶의 궁극적인 목표가 아님을 깨닫게 되었고, 안정된 주거에 대한 집착은 내 안에서 점차 희미해졌습니다.

● **현대 사회의 집에 대한 욕망과 그 부작용**

하지만 오늘날 수많은 사람들이 여전히 집에 대한 욕망에 사로잡혀 살아가고 있습니다. 아파트는 단순한 주거 공간을 넘어, 부를 증식시키는 수단으로 여겨지고 있습니다. 이러한 욕망의 근본에는 나처럼 어린 시절 좋지 않은 주거 환경에서 자란 경험이 자리하고 있습니다. 안정적인 주거에 대한 한이 맺힌 사람들이, 그 한을 풀기 위해 아파트를 매개로 불로소득을 축적하려는 욕망을 키우고 있는 것입니다.

결국, 모든 사람이 너도나도 이러한 욕망을 극단적으로 추구하면서 사회 전체에 심각한 부작용이 빚어지고 있습니다. 젊은 세대는 결혼과 출산을 포기하고, 집값 상승은 국가 경제의 안정성을 위협하고 있으며, 조만간 거품이 붕괴되는 위기를 초래할 가능성이 높아지고 있습니다. 꽃잎 끝에 맺혀 있던 이슬방울처럼 아름다운 것들은 모두 덧없는 욕망에 휘말려 사라져 버렸습니다. 모두가 사라진 숲에는 아파트만이 남아 있습니다.

● **욕망의 시대가 저물어 가고 있다**

이제 욕망의 시대가 서서히 저물고 있습니다. 과도한 집착과 욕망이 아닌, 지속 가능하고 균형 잡힌 삶을 추구해야 할 때입니다. 과거의 열악한 환경이 우리의 집착을 부추겼다면, 이제는 이를 넘어서는 새로운 가치관을 받아들여야 할 시점입니다.

집은 더 이상 소유의 대상이 아닌, 진정으로 머물고 쉴 수 있는 공간이어야 합니다. 이 변화를 통해 우리는 개인의 삶은 물론, 사회 전체의 건강한 미래를 만들어 갈 수 있을 것입니다.

명예에 대한 욕망의 쇠퇴
: 부질없음을 깨닫다

명예에 대한 욕망도 서서히 사라지기 시작했습니다. 과거에는 "내가 최고 전문가다"라는 자부심을 품고 살았지만, 이제는 그 마음 자체가 부질없음을 깨닫게 되었습니다. 나는 정신노동과 육체노동을 통해 자동차와 인공지능을 비롯한 여러 분야를 두루 섭렵했고, 그 과정에서 많은 지식과 전문성을 쌓았습니다.

나는 농촌 사회에서 태어나 농사를 배웠으며, 제조업이 발전하던 시기에 자동차 공장에서 현장 노동자로 일했습니다. 대학원에 들어갈 무렵 한국 사회가 IT 혁명을 경험하던 시기에 신기술을 습득했으며, 인공지능 기술에 대해 누구보다 빨리 파악하고 인재 양성 방안을 모색하기도 하였습니다. 대학원 졸업 후 정부에 들어가 국가균형발전 정책을 비롯한 다양한 정책들을 직접 입안하고 실행하기도 하였습니다. 이처럼 다양한 분야에서 인정받는 경험도 했고, 스스로를 전문가로 여길 만큼 지식과 성취를 쌓아 왔습니다.

하지만 죽음을 응시하며 삶을 되돌아보니, "그러한 모든 것들이 과연 무슨 의미가 있을까?" 하는 깊은 회의감이 들기 시작했습니다. "내가 죽고 나면 이 모든 것들이 다 무슨 소용이란 말인가?" 그렇게 생각하자, 명예에 대한 욕망은 현격히 줄어들었습니다. 세상의 인정이나 성취가 더는 나에게 중요한 가치를 가지지 않았고, 모든 것이 덧없고 부질없다는 마음이 강하게 자리 잡게 되었습니다.

이 깨달음은 나를 더 큰 자유로 이끌었고, 명예라는 굴레에서 벗어나 진정한 삶의 의미를 찾아가는 과정으로 이어졌습니다.

● 죽음을 마주하자 벌어진 일

그래서 나는 죽기 전에 모든 것을 내려놓는 것이 내가 편안해지는 길이라는 생각에 이르게 되었습니다. 하지만 이는 내가 의도적으로 집착을 버리려고 노력한 결과가 아니었습니다. 끊임없이 죽음을 응시하는 과정에서 자연스럽게, 마치 원초적인 본능에 따라 이루어진 변화였습니다.

죽음을 마주하며, 많은 집착들이 스스로 힘을 잃어 갔습니다. 명예, 재물, 욕망에 대한 갈망이 하나둘씩 사라지기 시작했고, 나는 점차 삶을 가볍게 받아들이는 법을 배워 갔습니다. 내려놓음은 나를 더 이상 얽매지 않게 했고, 마음속의 무거운 짐이 덜어지며 진정한 평온에 가까워질 수 있었습니다.

● 신체와 정신을 악화시킨 근원, 지나친 식욕

문제는 지나친 식욕이 나의 몸에 많은 병을 가져왔다는 사실이었습니다. 특히 당뇨는 극한까지 치솟아, 그로 인해 몸이 심하게 상했습니다. 당뇨는 단순한 질환이 아니었습니다. 당뇨와의 전쟁을 제대로 치르지 않고서는 정상적인 삶을 이어 갈 수 없었습니다.

당뇨 수치가 치솟은 것을 볼 때마다, 나는 "이제 죽음으로 가고 있구나."라는 생각이 머릿속을 떠나지 않았습니다. 당뇨가 나의 정신세계에 얼마나 큰 영향을 미쳤는지는 말로 다 표현할 수 없을 정도였습니다. 하지만 당뇨만이 나를 괴롭힌 것은 아니었습니다. 만성질환의 악순환 속에서 나는 끊임없이 시달렸습니다.

고혈압과 과도한 중성지방, 단백뇨 3단계 후반으로 인한 거품 소변, 수면장애와 신경 불안 등 각종 만성질환이 나를 점점 더 깊은 절망으로 몰아넣었습니다. 어느 날 눈이 흐릿하게 보여 안과를 찾았더니 의사가 당뇨 망막병증이 있다고 했습니다. 시야가 흐릿하고, 벌레가 날아다니는 모습이 자주 보이며, 야간에 길이 전혀 안 보이는 야맹증 증상이 나타났습니다. 레이저 시술을 해 준 의사는 세심하게 당뇨를 관리하지 않으면 시력을 상실할 수 있다고 경고했습니다.

이러한 모든 증상 중에서도 특히 당뇨는 나의 의식 속에 "죽을 때까지 절대로 없앨 수 없는 병"이라는 고정관념으로 자리 잡아 있었고, 이 믿음은 나를 더 무력하게 만들었습니다.

더불어, 나는 식욕의 문제를 해결하지 않고서는 수면욕조차 해결할 수 없다는 사실을 깨닫게 되었습니다. 식욕이 몸의 병을 악화시키는 동시에, 잠조차 제대로 이루지 못하게 하는 악순환의 핵심임을 알게 되었습니다. 당뇨와 식욕의 문제는 단순한 생리적 현상이 아니라, 나의 정신적 고통까지 연결된 깊은 뿌리를 가진 문제였습니다.

● **탄수화물과의 결별을 결심하다**

　식욕을 해결하기 위해서는 탄수화물과의 결별이 필수적이라는 결론에 도달했습니다. 탄수화물은 나를 정말 힘들게 만들고, 죽음의 구렁텅이로 몰아넣은 주범이었음에도 불구하고, 내 몸의 일부로 변해 버려 단절하는 것이 정말로 쉽지 않았습니다.

　나는 탄수화물이 혈당을 얼마나 심각하게 올리는지 제대로 알지 못했습니다. 흰밥은 물론이고, 건강에 좋다고 믿었던 온갖 잡곡밥까지도 결국은 혈당을 급격히 상승시키는 원인이었습니다. 당뇨에 효능이 있다고 알려진 수많은 음식을 먹어 보았지만 그 어느 것 하나 근본 치유책이 아니었습니다. 먹는 것 때문에 생긴 병을 먹는 것으로 해결한다는 어리석은 생각에서 벗어나지 못하였던 것입니다.

　30대 때부터 30여 년간 당뇨와 싸우면서도 주적이 누구인지조차 제대로 알지 못했던 것입니다. 탄수화물이 만성질환의 근본 원인이라는 사실을 깨닫기 전까지는, 탄수화물을 섭취하면서도 당뇨를 극복할 수 있다는 어리석은 믿음에 사로잡혀 있었습니다.

탄수화물과의 결별
: 새로운 길을 찾아서

탄수화물의 악영향을 인식한 후, 나는 점진적으로 탄수화물을 끊고 버틸 수 있는 방법을 고민하기 시작했습니다. 처음에는 두려움과 의문이 많았지만, 이것이 당뇨를 극복하고 삶을 되찾기 위한 유일한 길임을 알게 되었습니다.

● **탄수화물의 악순환에서 벗어나기**

탄수화물 섭취는 혈당을 급격히 올리며, 당뇨를 악화시키는 핵심 원인이었습니다. 이를 끊지 않는 한, 나는 건강한 삶을 꿈꿀 수 없었습니다.

● **점진적인 변화**

갑작스럽게 탄수화물을 끊기보다는, 점차적으로 줄여 나가며 탄수화물 없이도 버틸 수 있는 방법을 찾는 데 집중했습니다. 이는 내 몸과 마음을 새로운 상태에 적응시키는 과정이었습니다.

● **식욕과 수면욕의 연결 고리**

나는 식욕에서 벗어나지 않고서는 정상적인 수면도 불가능하다는 사실을 깨달았습니다. 식욕이 조절되지 않는 상태에서는 몸이 불균형한 상태로 유지되었고, 이로 인해 수면장애와 피로감이 계속 이어졌습니다.

● **결론: 식욕에서의 해방**

  탄수화물과의 결별은 단순히 음식을 끊는 행위가 아니었습니다. 이것은 내 몸과 마음의 근본적인 변화를 위한 시작이었습니다. 나는 식욕을 조절하고, 정상적인 신체 상태를 되찾는 것만이 수면 욕구와의 악순환을 끊을 수 있는 유일한 방법이라는 것을 깨달았습니다. 탄수화물 중독에서 벗어나기 위한 노력은 단순히 건강을 되찾는 것을 넘어, 삶 전체를 바꾸는 중요한 전환점이 되었습니다.

당뇨와 비만을 넘어

4장

천지인 수행의 실행, 잘못된 습관과의 전쟁

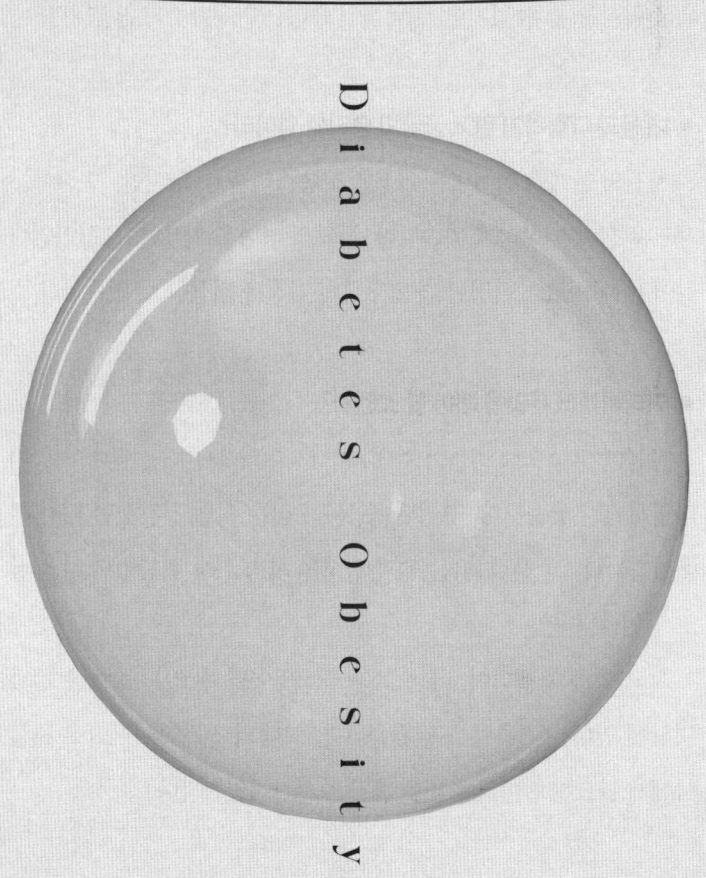

건강은 습관과의
전쟁의 열매이다

진정한 건강은 한순간에 이루어지지 않습니다. 건강은 나쁜 습관과의 전쟁을 통해 얻어지는 값진 열매입니다. 내 몸과의 타협은 순간의 안락함을 줄 수 있지만, 궁극적인 승리는 가져다주지 않습니다.

● **내 몸과 타협하지 말고 궁극의 승리를 얻어라!**

자신의 한계를 뛰어넘는 과정은 고통스러울 수 있지만, 그 끝에는 새로운 삶이 기다리고 있습니다. 몸과의 타협을 거부하고, 끊임없이 나아갈 때 비로소 진정한 건강과 삶의 기적을 경험할 수 있습니다.

● **어디서부터 무엇을 해야 할 것인가?**

온몸이 고통으로 찌들어 가며, 어디서부터 해결책을 찾아야 할지 막막하기만 했습니다. 그러던 중, 문득 젊은 시절 건강했던 때가 떠올랐습니다. 그 시절, 나는 절과 명상을 하며 가장 건강했던 삶을 살고 있었습니다.

그 기억을 떠올리며, 나는 고통에서 벗어날 수 있는 방법은 절과 명상에 있다는 결론에 도달했습니다. 그때의 건강함이야말로 지금 나에게 필요한 답이라는 것을 깨달은 순간이었습니다.

그러나 수십 년간 절을 하지 않았던 탓에, 단 3배조차도 하기 어려운 상태였습니다. 다리를 굽히는 것조차 극도로 고통스러웠고, 몸은 내 의지와는 반대로 움직이지 않았습니다. 명상을 시도하며 눈을 감아도, 마음이 고요해지는 것이 아니라 온갖 고통과 잡념이 몰려와 집중할 수 없었습니다.

그 순간, "진정으로 건강한 삶으로의 전환은 불가능한 것인가?" 하는 절망적인 마음이 엄습하며, 다시금 나 자신과의 싸움을 시작해야 한다는 무거운 현실을 실감했습니다.

발이 서야
의지가 선다

우선 손끝과 발끝에 찾아온 통증을 치료하기 위해 약을 처방받아 복용하기 시작했습니다. 그러나 당뇨발이 곧 찾아올 수 있다는 두려움이 온몸을 휘감았습니다. 발 전체가 점차 시커멓게 변해 가는 모습을 보며, 이 상태를 방치하면 발이 썩어 들어갈 수 있다는 불안과 안타까움이 몰려왔습니다.

● **발바닥 관리를 통해 개선의 실마리를 찾다**

인터넷을 통해 대전 유성구에 위치한 발바닥 관리를 전문으로 하는 기관을 찾아 발 관리를 받기 시작했습니다. 꾸준한 발바닥 관리를 통해 조금씩 개선의 실마리를 찾을 수 있었습니다.

원장님으로부터 발바닥 관리의 여러 성공 사례에 대해 들을 수 있었습니다. 특히 한 70대 여성분은 21년째 당뇨를 앓아 왔지만, 발 관리와 노력 끝에 당화혈색소가 9.0%에서 6.6%로 크게 호전되었다고 했습니다. 이 이야기를 들으며 심각한 당뇨도 개선될 수 있다는 희망을 얻었습니다. 나는 당화혈색소가 12%를 넘는 심각한 상태였기에 더욱 간절한 마음으로 발 관리를 이어 갔습니다.

● 나를 새롭게 바라보게 하는 마음의 전환점

　발바닥 관리는 고통스러운 과정이었습니다. 하트 모양의 나무 도구의 뾰족한 끝부분으로 발바닥 곳곳을 마구 후벼 파듯이 긁어 대며 자극하니, 마치 내장을 긁어내는 듯한 극심한 통증이 몰려왔습니다. 그러나 고통을 느낀다는 것은 치유되고 있다는 증거라 믿으며, 몰려오는 고통을 참아 내기로 결심했습니다.

　처음에는 발바닥을 잘 다듬어진 나무 도구로 긁어내는데, 닿는 곳마다 참기 힘든 고통이 밀려왔습니다. 하지만 이 고통을 참지 못하면 더 큰 고통이 기다리고 있을 것이라 생각하며, 그 고통을 피하지 않고 직면했습니다. 고통을 외면하지 않고 바라보는 과정에서, 내 몸이 점차 치유의 길로 들어가고 있다는 희망이 생겼습니다.

　매주 한 번, 발바닥을 긁어 주던 전문 관리사분께 깊은 감사를 느낍니다. 아들뻘 되는 청년이 정성을 다해 발 관리를 해 주는 모습을 보며, 나도 내 몸을 제대로 돌보아야겠다는 결심을 하게 되었습니다. 그의 섬세한 손길은 단순히 관리 이상의 의미를 주었고, 나에게 내 몸과 마주하는 법을 알려 주었습니다.

　발바닥 관리와 고통의 직면은 단순히 육체의 회복이 아니라, 나를 새롭게 바라보게 하는 마음의 전환점이 되었습니다. 이 고통은 치유로 가는 길목의 징표였습니다. 발이 서자 의욕이 생기기 시작했고, 삶에 대한 의지도 서서히 되살아났습니다. "발이 서야 의지가 선다."는 말처럼, 작은 변화가 나에게 큰 전환점을 만들어 주었습니다.

의지가 서자
본격적 수련이 시작되었다

음식 섭취를 줄이기로 결심하며, 마시는 것을 제외한 모든 음식을 끊어 버렸습니다. 그리고 절을 하기 시작했습니다. 하지만 하루 10배조차도 쉽지 않았습니다. 무릎을 굽히고 일어서기를 반복하는 단순한 동작이, 고통스러운 몸에는 마치 끝없는 고문처럼 느껴졌습니다.

맨바닥에서 절을 시작할 때마다, 몸은 "그만두라"고 속삭이며 나를 유혹했습니다. 무릎은 저리고, 팔과 허리는 뻐근하며, 몸 전체가 한 번의 동작을 마칠 때마다 "더는 못하겠다"는 신호를 보냈습니다. 숨이 가빠지고 땀이 뚝뚝 떨어지는 순간, 내가 과연 이걸 끝까지 할 수 있을까 하는 의문이 머릿속에 떠올랐습니다.

● 절 방석 구매와 몸과의 싸움

절을 이어 가기 위해, 나는 온라인에서 절 방석을 주문해 구입했습니다. 절 방석은 맨바닥의 딱딱함을 대신하며, 푹신한 느낌으로 내 몸을 조금이나마 덜 아프게 해 주었습니다. 방석 위에서 절을 시작한 뒤, 점차 매일 절하는 횟수가 늘어나기 시작했습니다.

하지만 여전히 몸과의 싸움은 치열했습니다. 절을 할 때마다 온몸이 비명을 지르며 멈추기를 요구했습니다. 근육은 떨리고, 숨은 가

빠졌으며, 절하는 시간이 늘어날수록 몸이 보내는 유혹은 더욱 강렬해졌습니다. 하지만 나는 극도로 인내하며 매일 절을 이어 갔습니다.

● **한 달 후, 108배를 해내다**

그렇게 한 달이 지나면서, 마침내 108배를 할 수 있게 되었습니다. 매일 절을 하는 것은 여전히 쉽지 않았지만, 108배를 마치고 나면 이루 말할 수 없는 뿌듯함과 성취감이 밀려왔습니다. 절을 통해 나는 단순히 몸의 움직임을 반복하는 것을 넘어, 내 몸과 마음의 한계를 넘어서는 법을 배워 가고 있었습니다. 힘든 과정 속에서도 매일 조금씩 더 나아가는 자신을 보며, 삶의 의지와 희망을 되찾는 길을 발견하게 되었습니다.

나만의
천지인 수행법을 찾다

아침에 눈을 뜨자마자 정신이 맑아지기를 기다리며 수련을 위한 마음가짐을 다잡았습니다. 식사는 거의 하지 않았습니다. 호흡 명상 수련을 지속하면서 식욕이 점차 줄어들고, 어느 정도 수준에 도달한 이후 하루 한 끼만으로도 자연스럽게 생활할 수 있는 상태에 이르게 되었습니다. 이때도 탄수화물 섭취는 극도로 자제하기 시작했습니다.

부처님께서는 쌀 한 톨만으로도 버티셨다고 합니다. 이는 몸속이 가볍고 비워져 있을 때, 맑은 마음을 유지하기 쉽다는 것을 의미합니다. 배 속에 음식이 가득 차 있으면, 위와 장의 세포들은 소화 작용에 몰두하게 되어 몸 전체가 명상에 집중하기 어렵게 됩니다.

명상은 몸의 모든 세포들이 함께해야 하는 과정입니다. 그러나 소화기관이 바쁘게 움직이면 집중력이 분산될 수밖에 없습니다. 따라서, 명상 전에는 항상 배를 비워 두는 것이 중요합니다. 만약 배가 고프다면, 명상이 끝난 후에 식사를 하면 충분합니다.

속을 비우고 명상에 들어가면, 몸과 마음이 더욱 맑아지고 고요한 상태로 깊이 들어갈 수 있습니다. 이는 단순한 금식이 아니라, 몸과 마음을 조화롭게 만드는 과정의 중요한 일부입니다. 수련을 시작한

지 얼마 지나지 않아 내 몸을 바꾸기 위해 필수적인 것이 무엇인가를 정리하기 시작했습니다. 그리고 아침과 저녁에 할 수행을 구분해서 실행하기 시작했습니다.

절과 명상과 더불어
맨발 걷기 천지인 수행을 시작하다

이 무렵 전국적으로 맨발 걷기가 크게 유행하고 있었습니다. 발바닥 관리를 받는 과정에서 주변 사람들이 맨발 걷기에서 새로운 에너지를 얻었다는 이야기를 듣게 되었습니다. 발바닥 관리를 받으며 몸의 소중함을 느낀 나는, 맨발 걷기가 단순한 운동을 넘어 자연과 연결되고 몸을 치유하는 중요한 방법이라는 것을 깨닫기 시작했습니다.

● 맨발 걷기와 자연으로의 회귀

그래서 나는 공주 금학생태공원을 찾기 시작했습니다. 처음에는 맨발로 30분을 걷는 것조차 쉽지 않았습니다. 한 발을 내딛는 순간마다 발바닥에 느껴지는 고통이 엄청났지만, 나는 "고통이 있다는 것은 삶의 희망이 있다는 증거"라는 믿음으로 이를 참아 냈습니다. 공원 바닥에는 작은 모래를 깔아 놓았는데, 이것이 발바닥을 고통스럽게 파고들었습니다.

10여 일 동안 매일 맨발 걷기를 이어 가자, 어느새 1시간 정도를 걸어도 버틸 수 있게 되었습니다. 몸은 조금씩 적응해 갔지만, 문득 "우리 집이 산속인데 왜 굳이 차를 몰고 먼 곳까지 가야 할까?" 하는 의문이 들었습니다.

● 자연 속에서의 새로운 시작

생각 끝에, 집 옆에 있는 잔디밭으로 눈을 돌렸습니다. 하지만 이 잔디밭은 관리가 되지 않아 잔디가 모두 죽고 잡초만 무성한 상태였습니다. 나는 잔디밭에 맨발로 들어가, 손으로 직접 잡초를 뽑기 시작했습니다.

매일 온몸이 땀에 흠뻑 젖을 정도로, 맨손으로 잡초를 뽑아냈습니다. 손톱이 깨지고 손바닥이 까질 때까지도 멈추지 않았습니다. 그렇게 한 달 동안 매일 풀을 뽑으며, 내 몸은 점차 강해졌고 마음은 고요해졌습니다.

● 고통 속에서 피어난 희망

풀을 뽑는 동안, 나는 단순히 잡초를 제거하는 것이 아니라, 내 몸과 마음에 뿌리내린 나쁜 습관과 고통을 함께 제거하고 있다는 느낌을 받았습니다. 손끝에 느껴지는 땅의 감각, 맨발로 밟는 흙의 차가움은 나를 자연과 다시 연결해 주었습니다. 이 과정은 단순한 노동을 넘어, 나의 몸과 마음을 치유하는 자연 속 수행이 되었습니다. 땀과 고통이 스며든 노력 속에서, 나는 조금씩 새로운 삶의 가능성을 발견해 갔습니다.

● 매일 접지로 지구의 기운을 느끼다

매일 접지(Grounding)를 통해 지구 어머니의 기운을 발로 직접 느꼈습니다. 나는 전원생활을 하고 있었기 때문에, 집 정원의 흙을 맨발로 밟으며 매일 40분 이상 지구의 기운을 받아들이는 시간을 가졌습니다.

　이 과정은 단순히 발을 흙에 대는 것이 아니라, 몸과 자연이 에너지적으로 연결되는 중요한 시간이었습니다. 접지를 통해 몸 안의 활성산소가 배출되면서 독소가 줄어들고, 몸이 점점 더 가벼워지는 것을 느끼게 되었습니다.

　또한, 지구의 강력한 기운이 내 몸에 들어오면서, 명상 시 우주의 에너지를 받아들이는 데 큰 힘을 얻었습니다. 접지를 통해 얻는 이 자연의 에너지는 몸과 마음을 정화하며, 내가 자연과 하나가 되도록 돕는 중요한 수행의 일부가 되었습니다.

천지인 수행을 위한
매일 수행 일정표를 만들다

아침에 눈을 뜨고 저녁에 잠에 들 때까지 수행 일정을 체계적으로 만들기 시작했습니다. 몸이 규칙성을 중시한다는 사실을 체험했기 때문에 매일 습관화하는 일이 중요했습니다. 더구나 절이나 명상은 시간을 정해 같은 시간에 반복하면 매일매일 그 효과가 배가된다는 사실도 깨닫게 되었습니다.

〔천지인 수행 1일 일정표〕
100일 만에 죽음의 고통에서 삶의 생기를 찾는다!

 아침 수행(1시간)
– 반야심경 8회 독송(20분)
– 절 17회(5분)
– 명상(천지인 빛 보기 기 수련 15~20분)
– 몸 긴장해소를 위한 기공수련(20분)
– 낮 시간에 금강살타 100자 진언으로 업장 소멸하기(1시간)

저녁 수행(2시간 35분)

– 맨발 걷기 50분(지구 기운 접하기)

– 반야심경 8회 20분(하늘의 기운 공 느끼기)

– 절 108배 25분(자기 얼에 대해 절하기)

– 명상(천지인 빛 보기 기 수련 1시간)

● **아침 수행**

오늘 아침 7시 40분에 눈을 떴습니다. 요즘도 병과의 사투를 벌이고 있지만, 충분히 잠을 자고 있습니다. 정상적인 삶을 위해 수면욕을 버려야 하는 날이 올 수도 있겠지만, 지금은 여전히 휴식이 필요합니다. 당뇨 수치는 정상 범위에 도달하려면 아직 80~90mg/dL 정도 더 낮춰야 합니다. 몸이 점차 정화되어 가는 느낌이 들지만, 여전히 무겁습니다.

아침 뉴스를 보며 세상의 흐름을 파악합니다. 자막을 보면서 세계적 재난, 재해, 금융사고 등을 주의 깊게 관찰합니다. 세상이 욕망으로 가득 차 폭발 직전처럼 보입니다. 민주화는 이루어졌지만, 세상 사람들은 물질적 욕망에 빠져 홍익인간 정신과 이타주의를 버리고 각자도생의 길로 치닫고 있습니다.

아침 8시 30분에는 반야심경을 8회 따라 하며 독송하고, 절 17회를 했습니다. 약 20분간 명상도 병행했습니다. 아침에는 저녁보다 집중도가 낮아 매일 이 정도만 수련하고 있습니다. 이후 등, 뒷목, 어깨를 풀기 위해 20분간 기공 수련을 했습니다. 그리고 부처님의 말씀과 호흡 수련에 대한 영상들을 보며 시간을 보냈습니다.

● **저녁 수행**

오늘 오후 날씨는 매우 무더웠습니다. 오후 4시 30분에 밖으로 나가 지난 한 달간 이어 온 맨발로 잔디밭 잡초를 뽑는 접지(接地)를 1시간가량 실천했습니다. 이후 맨발로 잔디밭을 걷는 동안 책을 읽었는데, 집중력이 매우 좋았습니다.

저녁 6시 10분, 반야심경 8회를 따라 독송했습니다. 아침에 삶은 계란 두 개만 먹고 하루 종일 아무것도 먹지 않아서 저녁 수행을 밥을 먹고 할지, 빈속으로 할지 고민했습니다. 그러다 부처님께서 아나빠나사띠를 통해 말씀하신 "속이 비어 있어야 한다"는 가르침을 떠올리고 빈속으로 수행하기로 결정했습니다. 어차피 당뇨와 만성질환과의 싸움이 수행의 근본 목적이 아니었던가 하고 스스로 다짐했습니다.

반야심경 독송 후 절 108배를 했습니다. 절을 시작할 때 당뇨 수치는 150㎎/dL 정도였는데, 절을 마치고 나니 130~141㎎/dL로 낮아졌습니다. 절을 마친 후 온몸에 땀이 비 오듯 흘렀습니다.

절 방석에 가부좌하고 앉아 조용히 눈을 감고 호흡을 가다듬었습니다. 그러나 마음이 불안했습니다. "하루 종일 계란 두 개만 먹은 상태에서 혈당이 계속 떨어지면 저혈당이 오지 않을까? 산속에서 쓰러지면 어쩌나?" 하는 생각이 들었습니다. 아직 혈당 수치가 130㎎/dL로 낮은 편도 아닌데, 뇌는 끊임없이 불안한 신호를 보내왔습니다. 몸과 마음의 갈등 속에서 좌불안석의 상태로 30여 분이 흘렀습니다.

이때 석가모니 부처님과 약사여래불께서 친히 찾아오셨습니다. 약사여래불께서는 나를 격려하며 아픈 곳을 어루만져 주셨습니다. 부처님께서는 "지금 일어서면 업장을 소멸할 기회가 사라지니 끝까지 버티라."고 말씀하셨습니다. 죽음도 불사하겠다는 마음이 솟구치며 불신과 의심이 사라져 갔습니다.

병은 나의 몸과 의식이 만들어 낸 거대한 허상이라는 깨달음이 밀려왔습니다. 그러나 그 병이 빠져나갈 때는 인내가 필요하다는 것도 새삼 깨달았습니다. 40여 분이 지나자 몸에 평화가 찾아왔고, 더 이상 고통을 호소하지 않았습니다.

1시간 10분간 명상하며 온몸으로 우주 기운을 느꼈습니다. 거대한 환희와 행복감의 물결이 온몸으로 밀려왔습니다. 온몸이 감전된 듯이 전율 속에 빠져들었습니다. 황금빛 금물결이 가득 찬 우주 속으로 내가 들어갑니다. 온갖 보살님들이 계신 곳에서 나 또한 황금빛으로 변신하는 체험을 했습니다.

요즘은 황금빛 변신이 빈번히 이루어지고 있습니다. 아직 몸이 다 나은 것도 아닌데, 비로자나불께서는 온 우주 빛을 보내 주셨습니다. 감사하고 또 감사하는 마음을 품어 봅니다. 그리고 사랑한다는 메시지를 온 우주에 보냈습니다. 다시 벅찬 전율의 파동이 온몸을 휘감습니다.

오늘은 당뇨와의 싸움에서 새로운 전환점을 맞이한 역사적인 날이었습니다. 친히 찾아오셔서 힘을 주신 약사여래불과 비로자나불님께 무한한 감사의 마음을 전하며, 우주에 "사랑합니다."라는 메시지를 보냈습니다. 생생하게 다듬어진 기운으로 명상을 마쳤습니다.

금강살타 백자진언
: 빠른 암송이 주는 에너지의 힘

나는 천지인 수행의 일환으로 매일 20분간 금강살타 백자진언을 빠르게 암송하였습니다. 이 진언은 지난 삶에서 내가 저지른 잘못을 참회하고, 쌓여 온 나쁜 업을 해소하기 위한 수행입니다.

● **업장을 소멸하는 금강살타 백자진언**

티베트 불교에서는 금강살타 백자진언을 전생과 현생에서 지은 모든 업장을 소멸하기 위한 가장 빠르고 효과적인 방편으로 가르치고 있습니다. 이 수행은 단순한 암송을 넘어, 내면의 정화와 업장의 해소를 위한 중요한 길이라 할 수 있습니다.

업장, 즉 카르마(Karma)는 나의 색·수·상·행·식이라는 오온(五蘊)이 내외부의 현상에 대해 느끼는 좋다, 싫다, 관심 없다는 세 가지 느낌 중, 좋고 싫어하는 마음이 만들어 낸 선업과 악업이 형성한 현재와 미래의 원인을 말합니다. 좋은 마음은 선업을 가져오지만, 싫어하는 마음은 악업을 빚어냅니다. 이 악업은 수행을 가로막고, 필연적으로 미래에 부정적인 결과를 초래하게 됩니다.

우주가 변화하는 근본 원인 또한, 만물의 업이 만들어 내는 결과라고 할 수 있습니다. 업의 흐름이 우주의 본질적 작동 원리를 이룬다고 볼 때, 이를 이해하고 정화하는 수행은 매우 중요합니다.

사람을 비롯한 모든 생명체는 업(Karma)을 피할 수 없으며, 의식적으로든 무의식적으로든 악업을 쌓을 가능성이 있습니다. 사람의 마음은 하루에도 천변만화(千變萬化)하기 때문에, 수많은 업장이 쌓일 수 있는 것입니다.

따라서, 과거에 쌓인 업장을 소멸하고, 현재 이 순간에도 계속 쌓이고 있는 업장을 해소하는 것이 필요합니다. 금강살타 백자진언을 암송하면, 과거의 업장을 소멸시킬 뿐만 아니라, 더 이상의 악업을 쌓지 않도록 마음을 정화할 수 있습니다. 이는 업장의 해소와 선업의 축적을 통해 깨달음으로 나아가는 강력한 수행의 방법입니다.

● **1분에 3~4회 빠른 암송으로 얻는 에너지**

진심으로 참회하는 마음으로 1분에 3~4회 정도의 속도로 빠르게 반복하다 보면, 혀가 자연스럽게 구르며 진언의 리듬에 맞춰 움직이게 됩니다. 이 과정에서 우주의 거대한 기운과 에너지가 몸에 들어오는 것을 느낄 수 있습니다.

진언을 천천히 암송하면 효과가 미미할 뿐만 아니라, "왜 이걸 해야 하지?" 하는 회의감이 들 수 있습니다. 그러나 빠르게 암송하면, 마치 혀가 저절로 굴러가듯 자연스럽게 속도가 붙으며 진언의 에너지가 온몸으로 전달됩니다. 나의 경우, 처음에는 이 진언을 빠르게 암송해야 한다는 필요성 때문에 속도를 냈지만, 이제는 혀가 저절로 굴러가면서 자연스럽게 리듬을 타게 되었습니다.

금강살타 백자진언을 빠르게 암송하면, 손과 발에 엄청난 에너지가 들어오는 것을 강렬하게 느낄 수 있습니다. 이 에너지는 단순한 감각을 넘어, 몸 전체를 활성화시키며 새로운 활력을 불어넣는 느낌을 줍니다.

한 번 이 에너지의 흐름을 느끼고 나면, 하지 말라고 해도 저절로 하게 되는 경지에 이르게 됩니다. 진언 암송은 단순히 소리를 반복하는 것이 아니라, 몸과 마음, 그리고 우주의 에너지를 연결하는 강력한 수행임을 깨닫게 됩니다.

빠른 속도로 진언을 암송하며 느껴지는 에너지의 흐름과 기운의 충만함은 진언 수행을 꾸준히 이어 갈 수 있는 가장 큰 동기와 힘이 됩니다. 이것은 단순한 암송을 넘어, 몸과 마음의 깊은 변화를 가져오는 경험입니다.

〔금강살타 백자진언〕

옴, 벤자 싸또 싸마야, 마누 빨라야,
오, 금강살타시여! 제가 신성한 서원(誓願)을 지키게 하소서!
벤자 싸또 떼노빠, 띡다디도 메바와,
금강살타시여, 제게 오시어 저를 굳건하게 하소서.
쑤또까요 메바와, 쑤쁘까요 메바와,
환희심으로 충만케 하시고 선업을 증장토록 해 주소서,
아누락또 메바와,

제가 자애롭게 하소서!

싸르와 씻디 메따야짜,

제가 모든 성취를 얻게 해 주소서!

싸르와 까르마 쑤짜메, 찟땀 씨리얌 꾸루 훔,

저의 모든 업이 사라지도록 제 마음에 길상을 내려 주소서, 훔

하하하하호,

사무량심, 사환희의 상징이시여!

바가왼, 싸르와 따타가타,

세존이신, 일체 여래의 금강이시여!

벤자 마메무쨔 벤지바와,

저를 버리지 마소서, 제 본성이 금강임을 깨닫게 하소서

마하 싸마야 싸또, 아!

무한대 서원의 당신과 제가 하나 되게 하소서, 아!

반야심경 독송
: 깨달음으로 나아가는 수행

천지인 수행의 일환으로 나는 매일 반야심경을 하루 10차례 이상 20여 분간 소리 내어 독송합니다. 유튜브나 오디오 재생기를 활용해 따라 하는 방식이 효과적입니다. 중요한 것은 반야심경의 뜻을 제대로 이해하고, 이를 바탕으로 정견(正見)을 확립하는 것입니다.

팔정도(八正道)를 실천하며 정진하면, 건강을 이룰 수 있을 뿐만 아니라 깨달음의 길로 나아갈 수도 있습니다. 깨달음은 단번에 이루어지는 것이 아니라, 꾸준히 노력하며 지속적으로 깊어지는 과정입니다. 정진을 계속할수록 깨달음의 수준은 점차 더 높아집니다.

반야심경이나 백자진언을 충분히 독송하면, 가슴이 열리고 숨이 차거나 답답한 증상이 사라지는 것을 경험할 수 있습니다. 특히, 가슴과 목이 시원하게 뻥 뚫리는 감각을 스스로 느낄 수 있습니다.

나는 처음 반야심경을 암송하기 시작했을 때, 호흡이 가빠지고 머리가 아프며, 폐호흡으로 인해 아랫배에 가스가 가득 차는 증상을 겪었습니다. 하지만 꾸준한 독송과 함께 호흡이 복식호흡으로 전환되었고, 이제는 아랫배의 가스가 완전히 사라지고 똥배도 거의 없어졌습니다.

반야심경 독송은 단순한 암송을 넘어, 몸과 마음을 정화하며 깨달음으로 나아가는 강력한 수행법입니다. 꾸준히 정진하면 몸과 마음이 변화하며, 삶의 근본적인 전환을 이루게 됩니다. 숨이 고르고, 가슴이 열리며, 몸의 무거움이 사라지는 경험은 정진의 힘을 깨닫게 해 줍니다.

〔반야심경 독송 및 해석〕

마하반야바라밀다심경(摩訶般若波羅蜜多心經)
무한대 우주 지혜의 저 언덕으로 가기 위한 핵심 말씀

관자재보살 행심반야바라밀다시 조견오온개공 도일체고액(觀自在菩薩 行深般若波羅密多時 照見五蘊皆空 度一切苦厄)
관자재보살께서 깊은 반야바라밀다의 삼매 상태에 들어가셨을 때, 색수상행식, 즉 물질계와 정신계가 모두 고정된 실체가 아니라 텅 빈 허공의 빛 에너지망이라는 사실을 심안으로 비추어 보시고 여실지견(如實知見), 즉 있는 그대로 보아 일체의 고통(생로병사 등 8고의 한계 상황)과 재앙에서 벗어나셨다. 공은 영구불변하는 고정된 실체가 아니라 무아이고 연기이며 중도로서 가능성이다. 공은 조건이 만들어지면 현상계나 정신계에 드러난다.

사리자 색불이공 공불이색 색즉시공 공즉시색 수상행식 역부여시
(舍利子 色不異空 空不異色 色卽是空 空卽是色 受想行識 亦復如是)

사리불이여, 인간의 몸을 포함한 우주 삼라만상은 텅 빈 허공의 빛 에너지망과 다르지 않고(텅 빈 허공의 빛 에너지망이 조건이 맞으면 현상계가 되어 나타난다), 텅 빈 허공의 에너지망이 현상계의 우주 삼라만상과 다르지 않다. 현상계가 곧 텅 빈 허공의 빛 에너지망이고, 빛 에너지 망이 곧 현상계이다.

사리자 시제법공상 불생불멸 불구부정 부증불감(舍利子 是諸法空相 不生不滅 不垢不淨 不增不減)

사리불이여, 본래 인과법이든 연기법이든 모든 법은 텅 빈 허공의 빛 에너지의 형상을 하고 있어 새로 만들어지는 것도 아니고 없어지는 것도 아니다. 그리고 텅 빈 허공의 빛 에너지는 더럽거나 깨끗하지도 않다. 에너지망은 끝없이 순환하여 다른 생명을 키워 낸다. 텅 빈 허공의 빛 에너지망은 가득 차거나 부족하지도 않고 새로 늘어나거나 줄어들지도 않는다. 허공의 빛 에너지망의 총량은 불변하다.

시고 공중무색 무수상행식 무안이비설신의 무색성향미촉법 무안계 내지 무의식계(是故 空中無色 無受想行識 無眼耳鼻舌身意 無色聲香味觸法 無眼界 乃至 無意識界)

그러므로 텅 빈 공의 초월적 관점에서 보면 색, 즉 현상계라는 것은 없다. 수상행식 등 정신계도 없다. 안이비설신의도 없고, 그것의 느낌인 색성향미촉법도 없다. 공의 초월적 관점에서는 눈의 경계도 없이 우주 공간의 전후좌우 상하를 모두 볼 수 있다. 그리고 의식의 경계라는 것도 존재하지 않는다. 원하는 것을 의식하는 대로 무한대로 알아차릴 수 있다.

무무명 역무무명진 내지 무노사 역무노사진(無無明 亦無無明盡 乃至 無老死 亦無老死盡)

공의 관점에서 보면 어둠, 무지, 진실을 모르는 무명이라는 것도 없고, 깨달음이 다하는 일도 없다. 끊임없이 진리를 추구해 나가는 과정이 있을 뿐이다. 늙고 죽는 일도 있을 수 없고, 또 늙고 죽는 일이 다하는 것도 없다. 죽음은 내가 다른 형태로 바뀌는 과정일 뿐이다.

무고집멸도 무지역무득 이무소득고 보리살타 의반야바라밀다(無苦集滅道 無智亦無得 以無所得故 菩提薩陀 依般若波羅密多)

공의 초월적 관점에서는 사성제의 고집멸도도 없으며, 지혜라는 것도 있을 수 없고 역시 얻는 것도 없다. 얻을 것이 없기 때문에 수행을 하는 보살인 보리살타는 반야바라밀다에 의지한다.

고심무가애 무가애고 무유공포 원리전도몽상 구경열반 삼세제불 의반야바라밀다 고득아뇩다라삼먁삼보리(故心無絡碍 無絡碍故 無有恐怖 遠離顚倒夢想 究竟涅槃 三世諸佛 依般若波羅密多 故得阿耨多羅三藐三菩提)

그러므로 마음속에 어떠한 걸림돌도 없고, 걸림돌이 없으므로 생로병사 같은 공포도 없다. 우주 삼라만상이 변화 없이 실재한다는,

즉 영원히 젊음, 아름다움을 지니고 자신의 기득권과 즐거움이 계속될 것이라는 현실에 안주하는 뒤바뀐 헛된 꿈과 착각을 멀리하여 열반의 경지로 들어서게 된다. 모든 삼라만상이 끝없이 변화하는 무상함을 깨달아야 정견, 정사유, 정어, 정업, 정명, 정정진, 정념, 정정의 팔정도를 통해 깨달음의 경지에 이를 수 있는 것이다. 보살만이 아니라 과거 현재 미래의 여러 부처님들도 반야바라밀다에 의지하므로, 아뇩다라 삼먁삼보리라는 무상정등각의 경지를 얻게 되느니라.

고지반야바라밀다 시대신주 시대명주 시무상주 시무등등주 능제일체고 진실불허(故知般若波羅密多 是大神呪 是大明呪 是無上呪 是無等等呪 能除一切苦 眞實不虛)

그 때문에 반야바라밀다가 실로 크고도 신이한 주문이고, 실로 크고도 밝은 주문이며, 그것보다 높은 주문이 없고, 그것과 견줄만한 주문도 없다는 것을 알게 된다. 이를 통해 일체 팔고의 한계 상황이 가져다주는 고통을 제거할 수 있으며, 이는 참되고 진실된 것으로 허망한 거짓이 아니다.

고설반야바라밀다주 즉설주왈(故說般若波羅密多呪 卽說呪曰)

그러므로 이제 반야바라밀다 주문을 설하노니, 곧 주문은 이와 같으니라.

아제아제 바라아제 바라승아제 모지 사바하(揭諦揭諦 波羅揭諦 波羅

僧揭諦 菩提 娑婆訶)

수행자여 가자, 가자, 저 피안의 세계로 가자. 모두 다 함께 저 피안의 세계로 가자. 오, 깨달음이여, 축복이어라!

반야심경의 공(空)에 대한
현대적 해석

나의 반야심경 해석은 전통적인 불교의 가르침과 현대적 사고를 독창적으로 융합한 독특한 시각을 담고 있습니다. 전통적으로 "공(空)"은 본질적으로 비어 있는 상태로 이해되어 왔지만, 나는 이를 우주의 빛 에너지 망이라는 역동적이고 현대적인 관점으로 재해석했습니다. 이는 불교의 연기(緣起) 사상을 양자역학 등 현대 과학과 연결하고 있습니다.

이는 반야심경을 단순히 철학적 담론으로 보지 않고, 실질적인 삶과 수행으로 연결하려는 시도입니다. 이를 통해 고전적인 불교 텍스트를 더 많은 사람들이 접근 가능하도록 만들고자 했습니다.

용수(Nāgārjuna)에서 비롯된 전통 불교에서 "공(空)"은 주로 연기(緣起)로 설명되며, 모든 현상이 서로 의존적이고 고정된 실체가 없다는 것을 강조합니다. 이는 이론적으로 매우 정교한 개념이지만, 공의 본질적 상태에 대한 구체적이고 체험적인 설명이 부족하여 일반 대중이 이를 직관적으로 이해하기 어려운 문제가 발생합니다.

연기는 모든 것이 상호 의존적으로 존재한다는 철학적 개념으로, 이를 언어로 설명할 때 지나치게 추상적으로 들릴 수 있습니다. 이러한 접근 방식은 공(空)의 진정한 본질과 그 체험적 측면을 충분히 드러내지 못해 대중적 이해와 실천으로 연결되는 데 한계를 보일 수 있습니다. 특히 공을 설명하면서도, 이를 직접 체험할 수 있는 구체적인 수행법과 실천적 도구를 강조하지 않는 경우가 많습니다.

전통 불교에서는 공을 명상과 수행을 통해 체득하라고 가르칩니다. 하지만 많은 경우 교학적으로만 접근되다 보니, 체험 없는 개념적 이해로 그치기 쉽습니다. 이는 대중들이 공의 실제적 경험을 통해 깨달음을 얻는 데 장애가 될 수 있습니다.

전통적인 공은 주로 '비어 있음'이나 '고정된 실체의 부재'로 설명됩니다. 그러나 공을 우주의 역동적 에너지망이나 연결로 표현하면, 더 많은 사람들이 이를 현대적이고 직관적으로 이해할 수 있습니다. 공은 텅 비어 있는 동시에 모든 것을 연결하는 "우주의 빛 에너지 망"입니다. 공은 단순히 '없음'이 아니라, 모든 현상의 바탕이 되는 생명력과 가능성인 것입니다.

절 수련
: 천부경과 함께하는 몸과 마음의 혁신

 절 수련은 하루도 빠짐없이 꾸준히 실행하였습니다. 아침에는 20배 정도로 가볍게 시작하며, 이때 절은 단순한 운동이 아니라 자기 자신에게 바치는 정성스러운 행위임을 잊지 않아야 합니다. 절을 하면서 허리가 아프다면, 아픈 곳을 응시하며 고통이 사라지도록 집중합니다. 절 수련에서 가장 중요한 것은 횟수가 아니라 정성입니다.
 절 수련을 시작하면, 기가 온몸을 휘감는 강렬한 에너지를 느끼게 됩니다. 저녁에는 108배를 수행하며 마음속으로 천부경(天符經) 84자와 우주 기운 24자(홍익인간 이화세계, 우주기운 우주일꾼, 우주꽃으로 빛나라!)를 암송합니다. 이 과정은 몸과 마음을 하나로 통합하며, 에너지를 정화시키는 강력한 수행법입니다.

● **천부경: 천지인(天地人) 사상의 핵심 말씀**
 한민족의 조상이신 환인(桓因)께서 고원지대의 환국(桓國)에서 환웅(桓雄)이 인간사를 이롭게 하고자 뜻을 두자 천부인(天符印)을 지니고 삼위태백의 신단수(神檀樹) 아래로 강림하게 하셨습니다. 환웅께서는 홍익인간(弘益人間)과 이화세계(理化世界)의 이념을 이루기 위해 이 땅에 내려오신 것입니다.

천부경을 제대로 이해하려면, 1부터 10까지의 숫자에 담긴 깊은 뜻을 알아야 합니다. 1은 근원의 자리, 즉 태극(太極)을 상징합니다. 이는 모든 것이 탄생하는 근원 자리로, 모든 존재와 현상의 출발점입니다. 반야심경에서 말하는 공(空)과도 매우 유사합니다. 공은 텅 비었으나 무한한 가능성과 모든 존재의 근원을 품고 있는 상태입니다. 천부경의 1 또한 이러한 근원의 자리를 의미하며, 모든 존재가 여기에서 시작되어 끝없는 순환을 이루는 기초가 됩니다.

● 천부경의 숫자에 담긴 깊은 의미

숫자 '1'은 근원 태극, 무극, 공 에너지입니다. 하늘 천(天)은 곧 공(空)이며, 본성, 참나(眞我), 양(陽)을 의미합니다. 이는 북극성과 연결되며, 불교의 비로자나불과 상응합니다. 태극은 모든 것이 탄생하는 근원이며, 우주의 본질적 에너지를 상징합니다.

숫자 '2'는 땅(地), 음(陰) 에너지입니다. 땅은 어머니(母)로, 생명과 연결된 보신(報身)으로 불교의 노사나불과 상응합니다.

숫자 '3'은 사람(人)입니다. 정(精)과 용(用)의 조화로 탄생한 존재입니다. 우주 천지의 음양 에너지의 순환에서 비롯된 결과물입니다. 부처님과 같은 완성된 인간을 상징합니다.

숫자 '4'는 세상 만물, 삼라만상입니다. 색계(현상계), 4상[四相: 생(生), 주(住), 이(異), 멸(滅)]과 4대[四大: 地(지), 水(수), 火(화), 風(풍)]의 조화를 나타냅니다. 모든 현상계와 자연의 요소를 포함합니다.

숫자 '5'는 삼라만상의 통합(皇極)입니다. 우주의 법칙인 5행(화, 수,

목, 금, 토)을 상징하며, 에너지의 조화로운 순환을 뜻합니다. 삼라만상이 통합된 상태로, 우주의 조화를 이루는 근본입니다.

숫자 '6'은 천지인의 음양 조화 (6효), 씨앗과 공간(전후, 좌우, 상하)의 우주적 확장, 인간 내면의 감정(희, 악, 희, 노, 애, 낙)과 연결된 6기의 흐름을 포함합니다. 육바라밀과 우주적 에너지인 음(陰), 바람(風), 비(雨), 어둠(晦), 밝음(明), 양(陽), 남두육성 등을 통해 인간 생명을 상징합니다.

숫자 '7'은 생명의 운행과 의식, 북두칠성을 뜻합니다. 이는 운명과 연결되며, 인간의 마음 또는 의식을 상징합니다. 북두칠성은 우주적 방향성을 제시하며 생명과 삶의 운행을 이끕니다.

숫자 '8'은 생명의 확장과 생장, 팔방을 뜻합니다. 생명 에너지의 확장과 성장, 8방위(八方)와 6면체의 8꼭지점, 팔괘(八卦)를 나타냅니다. 모든 방향과 확장을 포괄하는 우주적 움직임입니다.

숫자 '9'는 완전한 우주를 의미하며, 소멸과 끝을 상징합니다. 인간 생명의 죽음을 넘어, 에너지가 새로운 형태로 순환하는 과정을 암시합니다.

숫자 '10'은 궁극의 완성을 뜻합니다. 모든 것이 통합된 완전한 우주적 완성을 나타냅니다.

일시무시일 석삼극무진본(一始無始一 析三極無盡本)

하나의 시작은 시작이 없는 하나이다. 하나가 우주의 근본인 천(天), 지(地), 인(人) 삼극으로 나뉘지만 그 근본은 끝이 없고 무한하다.

우주의 근원 태극, 즉 텅 빈 공 에너지, 하나의 시작은 시작이 없는 하나입니다. 우주와 생명, 존재의 본질은 하나에서 비롯되었으며 그 시작은 무한합니다. 만물의 근본인 공이 천(본성인 허공, 불교의 비로자나불), 지(지구 땅, 불교의 노사나불), 인(사람, 부처님) 삼극 또는 삼태극으로 나뉘지만 근본은 다함이 없이 그대로입니다.

비로자나불, 노사나불, 부처님 삼신불은 하나의 근원에서 비롯된 것입니다. 여기서 근원은 사람의 마음입니다. 이 때문에 사람의 마음속에 하늘과 땅이 존재한다고 하는 것이지요. 양자물리학에서 존재는 양면성과 동시성을 갖는다고 했습니다. 빛은 입자이면서 파동 에너지이기도 합니다. 하나는 불교 반야심경의 시제법공상 불생불멸, 불구부정, 부증불감과 같은 성질을 갖는 공 에너지입니다. 우주는 시작도 끝도 없는 불생불멸, 깨끗함도 더러움도 없는 불구부정, 근본이 줄어들거나 늘어나지도 않는 부증불감의 본성을 가지고 있습니다.

천일일 지일이 인일삼 일적십거무궤화삼(天——地—二人—三 —積十鉅無匱化三)

하늘은 하나의 근원적 시작점이고, 땅은 근원인 하나가 음양의 변화를 통해 빚어낸 것이고, 사람은 근원인 하나의 하늘과 땅의 조화로 생겨났다. 하나의 근원 에너지가 쌓여 궁극의 완전체를 이루지만 이를 담을 그릇이 없어 결국 사람으로 변화하였다.

우주 창조 과정에서 하늘은 근원 태극인 공에서 탄생한 첫째 하나(陽)이며, 땅은 공에서 탄생한 둘째(陰)이고, 사람은 공에서 탄생한 셋째의 존재입니다. 근원 태극 공의 빛 에너지가 쌓이고 쌓여 거대한 궁극의 무한한 완전체를 이루지만 이 빛을 담을 그릇(궤짝, 상자)이 없어 인간으로 화(化神)한 것입니다. 이는 우주의 천지인이 탄생하는 창조의 과정에 대한 설명입니다. 인간은 하늘의 빛 에너지를 담을 수 있는 그릇으로 창조되었다는 것이지요.

천이삼 지이삼 인이삼 대삼합 육생칠팔구운(天二三地二三人二三 大三合六 生七八九運)

하늘의 양기운이 땅의 음 기운과 조화를 이루어 사람을 만들었고, 땅은 음양 물질세계의 상호작용으로 인간을 잉태하였으며, 사람은 땅에서 살아가게 되었다. 하늘, 땅, 사람의 세 가지가 하나로 합쳐지면서 우주의 질서와 조화가 형성된다. 천지인이 합해진 육에서 생명이 시작되고, 칠, 팔, 구가 운행한다.

하늘, 텅 빈 허공의 빛 에너지가 지구 어머니 땅과 교류하여 인간을 만들었고, 땅 어머니는 스스로 인간을 잉태하여 성장시켰으며, 인간은 땅에서 사람으로 살아가게 되었습니다. 천지인 삼신이 크게 합일하여 우주 공간의 생명 세계(六)를 시작하게 하였으며, 생명의 운행(7), 인간 생명의 확장과 쇠퇴(8), 인간의 죽음(9)의 운행도 만들어졌습니다. 천지인 대삼합이 육(六)인 것은 천지인 모두에 음과 양이 존재하기 때문에 이를 합하면 육이 됩니다. 천지인 삼극(三極)은 생(生)·장(長)·노(老)·병(病)·몰(歿)을 무한하게 반복하면서 현재에 이르고 있습니다. 그리고 현재도 생장과 소멸을 거듭하고 있습니다.

삼사성환오칠 일묘연만왕만래 용변부동본(三四成環五七 一妙衍萬往萬來 用變不動本)

천지인 삼극이 사방에서 상호작용하여 우주가 순환하고 오행의 에너지와 생명의 고리를 이루었다. 우주의 모든 존재가 끊임없이 순환하며, 생성과 소멸을 반복하지만 그 쓰임새가 변화할 뿐 그 본질은 그대로이다.

천지인 삼극이 사방에서 운행하여 고리를 이루면 오행의 에너지와 생명의 고리가 됩니다. 근원 태극인 공의 오묘한 에너지가 흘러넘쳐 수없이 많은 생명이 오고 가지만(생과 사가 반복해서 윤회함) 공 에너지의 쓰임새가 바뀔 뿐 그 근본은 변동하지(움직이지) 않는 빛 그대로입니다. 공은 인간을 통해 몸을 얻어 세상을 변화시키고, 인간은 하늘과 땅의 기운을 받아 생로병사를 거듭합니다. 수많은 생명이 수만 번 오고 가지만 우주의 본성 공은 변화하지 않는 빛으로 존재합니다.

본심본 태양앙명 인중천지일 일종무종일(本心本太陽昻明 人中天地一 一終無終一)

사람의 본래 마음의 근본은 태양과 같이 높이 떠 밝게 빛나고 있다. 사람 속에는 하늘과 땅이 하나를 이루고 있다. 하나의 끝은 끝이 없는 하나이다.

사람의 본래 마음인 참나, 즉 우주 마음, 정광명의 근본은 태양과 같이 높이 떠 밝은 빛을 발하는 광명입니다. 그래서 사람 속에는 하늘과 땅이 하나가 되어 존재합니다. 사람이 곧 하늘이자, 땅입니다. 세상의 삼라만상은 시작도 끝도 없는 최초의 하나, 즉 공 에너지에서 비롯된 것입니다. 천지인 삼극으로 만들어져 인간이 하늘과 태양의 후손으로 탄생했습니다. 사람 속에는 하늘과 땅이 하나로 존재하며, 그 본심은 태양처럼 밝게 빛나는 광명입니다. 모든 존재는 우주의 텅 빈 공 에너지인 하나로 귀결되며 그 끝 또한 무한합니다.

몸과의 싸움
: 번뇌와 타협의 유혹

절을 하다 보면, 몸에서 온갖 번뇌와 망상이 일어납니다. "왜 이런 고생을 하냐?", "이쯤에서 그만두자."는 생각과 함께 허리와 몸의 세포들이 강하게 반발합니다. 특히, 타협의 유혹은 불처럼 맹렬하게 올라옵니다.

만약 이 순간에 적당히 타협하면, 다시 원래의 병든 상태로 돌아가게 됩니다. 이러한 유혹을 극복하기 위해서는 단호히 몸과의 타협을 거부하고, 굳건한 마음으로 무조건 몸을 던져 절을 해야 합니다.

이때 몸은 "그냥 걷는 게 더 낫지 않냐?"고 속삭이며 유혹하지만, 단순히 1~2시간 동안 걷기만 해서는 당 수치에 큰 변화가 없었습니다. 당 수치를 낮추고 몸을 변화시키기 위해서는 땀이 날 정도로 근력 운동을 해야 하며, 절은 가장 쉽고, 짧은 시간 안에 효과를 볼 수 있는 최적의 방법임을 깨달았습니다.

● **세포의 변화와 정진**

절을 지속하다 보면, 점차 몸의 세포들이 저항을 멈추고 절에 집중하기 시작합니다. 몸과 마음이 적응하면서, 이제 정해진 시간에 절의 횟수를 점차 늘려 가도 더 이상 큰 고통 없이 수행할 수 있는 상태에 이르게 됩니다.

● **타협은 곧 죽음**

　몸과의 적당한 타협은 곧 죽음을 의미합니다. 절 수련은 단순한 신체 운동이 아니라, 몸과 마음의 깊은 저항을 넘어서는 수행입니다. 절을 통해 몸과 마음을 단련하고, 병든 상태를 극복하며, 새로운 생명력을 회복할 수 있습니다.

　절 수련은 나를 변화시키는 가장 강력한 도구로, 병마와 나태를 물리치고 새로운 삶으로 나아가는 길을 열어 주었습니다. 끊임없이 정진하고, 타협하지 않는 자세만이 건강과 깨달음으로 이끄는 길임을 깨닫게 됩니다.

명상 수행
: 몸과 마음의 조화

절 방석에 가부좌를 하고 앉아, 고요히 눈을 감으며 하단전에 의식을 둡니다. 하단전이 제대로 단련되지 않으면, 깊은 명상의 세계로 들어가기 어렵습니다. 의식을 머리에 둘 경우, 상기증이나 주화입마와 같은 부작용에 빠질 위험이 있습니다. 잘못된 수련은 오히려 몸과 마음에 안 좋은 증상을 유발할 수 있으므로, 항상 마음을 차분히 가라앉히고 들뜨지 않도록 주의해야 합니다.

의식은 하단전, 회음, 또는 발끝에 두어야 하며, 이러한 위치를 중심으로 수련해야만 안정감 있는 수행이 가능합니다. 바른 자세와 올바른 마음가짐이 명상의 효과를 극대화하는 핵심입니다.

두 손을 하단전 높이로 들어 서로 마주 보게 한 뒤, 천천히 벌렸다가 다시 당기며 몸에서 느껴지는 기감을 체험합니다. 이 기감이 바로 공(空)입니다. 허공은 아무것도 없는 텅 빈 공간이 아닙니다. 제대로 수행하지 않은 가짜들이 공을 아무것도 없는 텅 빈 공간이라며 거짓을 유포하고 있습니다.

실제로 나는 허공이 온갖 에너지로 가득 차 있으며, 그 에너지가 내 마음속 기 에너지로 존재한다는 사실을 매일처럼 느꼈습니다. 이 에너지를 하루도 빠짐없는 불방일정진(不放逸精進)으로 갈고닦아야 합니다. 그렇게 해야만 내 안의 에너지가 영롱하게 빛나는 상태로 거듭날 수 있습니다.

● **호흡 수련을 통한 기감의 깨달음**

나는 30세부터 41세까지 11년 동안 호흡 수련을 하며, 제3의 눈이 활성화되는 경험을 했습니다. 기 수련은 점수(漸修)입니다. 어느 순간 단번에 모두 깨닫게 되는 것이 아닙니다. 그러한 주장은 게으른 자들의 거짓말일 뿐입니다. 수련은 꾸준한 노력이 필수적인 장기적 과정이라는 사실을 알게 되었습니다. 매일 꾸준히 지속하면 어느 순간 뇌에서 필름이 돌아가듯 내면의 변화가 일어납니다.

그동안 살아온 삶이 영화처럼 재조명되며, 영상이 뚜렷하게 떠오릅니다. 실제로 필자의 경우 3년간의 꾸준한 노력을 통해 몸으로 체험하게 되었습니다. 영상이 뚜렷하게 보이는 변화는 약 30분간 지속되었으며, 이때 두 손이 허공에 매달려 10시간 이상 동안 우주 기운에 휘감기는 강렬한 경험을 하였습니다. 이 경험은 몸과 마음을 우주의 에너지와 완전히 연결해 주는 특별한 순간이었습니다.

그러나 이 특별한 경험 이후, 나는 명상과 수련을 이전만큼 꾸준히 이어 가지 못했습니다. "깨달으면 뭐 하나, 세상은 여전히 기득권 세력이 장악하고 있는데…." 하는 회의감이 들기 시작했습니다. 내가 바뀌는 것보다 세상을 바꾸는 일이 중요하다고 생각했습니다. 그래서 이 경험은 더 격렬한 세상사에 의해 묻혀 버렸습니다.

그렇게 우주 기운과 멀어지며, 나는 점차 세속적인 삶에 젖어 살게 되었습니다. 하지만 그 경험은 여전히 내 안에 남아 있었으며, 내가 다시 명상과 기감의 길로 돌아가야 할 이유를 상기시켜 주는 중요한 깨달음으로 자리 잡고 있었습니다.

● **깨달음과 세속: 다시 찾아야 할 길**

깨달음은 순간적인 성취가 아니라 끊임없이 닦아야 하는 과정입니다. 과거의 회의와 세속적 유혹이 나를 명상으로부터 멀어지게 했지만, 그때의 경험은 여전히 내 안에서 빛을 발하며 내가 다시 시작할 수 있는 힘이 되었습니다. 그리고 세상을 바꾸기 위해서는 내가 먼저 변해야 한다는 사실도 깨달았습니다. 명상과 수련은 나 자신을 다시 우주와 연결해 줄 유일한 길임을 이제 더욱 확실히 느낍니다.

그 시절의 경험은 나에게 단순한 체험이 아니라, 내면과 우주의 관계를 깊이 깨닫게 해 준 중요한 이정표였습니다. 그러나, 깨달음은 단순한 한 번의 도달이 아니라, 끊임없이 갈고닦아야 하는 지속적인 과정임을 지금에야 더욱 깨닫게 됩니다.

우주의 기운과 다시 연결되고, 세속을 넘어 진정한 본질로 나아가기 위해서는, 다시 명상과 수련으로 돌아가는 용기와 노력이 필요합니다. 이 경험은 나에게 삶의 방향을 재설정해 주는 중요한 깨달음으로 자리 잡았습니다.

● **살아남기 위한 처절한 몸과 마음의 싸움**

생과 사를 넘나드는 위기의 순간에, 젊은 시절 수행했던 명상 수련이 문득 떠올랐습니다. 그러나 몸 상태가 너무 나빠 명상조차 쉽지 않았습니다. 가부좌를 할 수 없을 정도로 다리와 허리가 약해져 있었고, 손발을 콕콕 찌르는 듯한 고통이 계속되어 명상에 집중하기 어려운 상황이었습니다.

고통에서 벗어나기 위해 발바닥 마사지를 전문으로 하는 곳을 찾아갔고, 이 선택이 예상치 못한 새로운 돌파구가 되었습니다. 몸과 마음이 조금씩 회복되기 시작하면서, 다시금 자신을 돌보는 길을 모색할 수 있는 힘이 생겼습니다.

한 달이 지나자, 다리에 힘이 서서히 돌아오기 시작했습니다. 매주 발바닥 관리를 받으면서, 다리의 통증도 점차 줄어들기 시작했습니다. 이 무렵 온라인으로 절 방석을 구입했고, 매일 10배의 절을 시작했습니다. 하지만 절을 할 때마다 허리가 끊어질 듯한 고통이 몰려와 절을 이어 가기 어렵게 만들었습니다.

그러나, "이 길밖에 살길이 없다."는 절박한 마음으로 이를 악물고 고통을 견디며 끝까지 10배의 절을 마칠 수 있었습니다. 이 과정은 단순한 수행이 아니라, 살아남기 위한 처절한 몸과 마음의 싸움이었습니다.

- **절박한 시작: 명상과 불교 공부로 찾은 희망**

나는 반야심경과 불교 공부를 열심히 시작하며, 절 방석에 앉아 명상과 호흡 수련을 병행했습니다. 매일 아침과 저녁에는 반야심경을 따라 독송하며, 하루하루 절의 횟수를 늘려 가고, 낮에는 맨발로 걷는 접지 수련을 꾸준히 이어 갔습니다. 땅에도 우주가 존재한다는 믿음 속에서, 나는 매일 이 과정을 반복했습니다.

나는 체질적으로 아침보다는 저녁에 더 깊은 명상 속으로 들어갈 수 있었습니다. 이는 사람마다 다를 수 있습니다. 나에게는 저녁 시간이 더욱 깊은 집중으로 이어지는 시간이었습니다. 명상 시간은 처음에는 10분으로 시작했으나 점차 늘려 가며 30분 정도로 연장했습니다.

하지만, 가부좌를 하고 30분을 넘기면 발과 무릎에 극심한 통증이 찾아왔습니다. 특히, 오른쪽 발의 통증이 심각해 관리사에게 해당 부위를 집중적으로 관리해 줄 것을 요청했습니다. 이러한 도움과 함께, 매주 같은 시간에 정성스럽게 수련을 이어 갔습니다.

● **명상의 변화와 치유**

명상을 시작한 지 한 달이 지나자, 놀라운 변화가 찾아왔습니다. 새벽 1시, 3시, 5시, 7시 등 2시간마다 오줌보가 가득 차 화장실을 오가야 했던 야뇨증 증상이 씻은 듯이 사라졌습니다. 매일 나를 괴롭히던 손과 발의 콕콕 찌르는 통증도 점차 잦아들었습니다. 이제는 통증이 가끔씩만 찾아올 정도로 상태가 크게 호전되었습니다.

● **절박함이 가져온 기적**

처음에는 작은 희망 하나에 의지해 절박한 심정으로 시작했지만, 꾸준한 수련과 명상이 나를 새로운 삶의 길로 이끌었습니다. 매일

이어진 노력은 단순한 습관을 넘어, 내 몸과 마음에 치유와 변화를 가져왔습니다. 이러한 경험은, 진정한 변화는 간절함과 꾸준함에서 비롯된다는 사실을 깨닫게 해 주었습니다. 나 자신에 대한 믿음이 깊어지면서 더욱 수련에 매진할 수 있게 되었습니다.

호흡 명상이 가져온
깊은 변화

명상 중 호흡 명상은 매우 큰 효과를 가져왔습니다. 매번 명상을 할 때마다 몸 안에 강렬한 기운이 느껴졌습니다. 반야심경을 암송하면서, "마하"가 우주처럼 무한대의 세계를 가리킨다는 사실을 깨달았고, 이를 바탕으로 의식을 하단전에 둔 채 우주를 연상하며 하루에 약 1시간씩 수련을 이어 갔습니다. 이때 태양이나 우주와 관련된 유튜브 시청을 통해 우주의 모습을 뇌에 각인시키는 노력을 병행했습니다. 눈을 감으면 우주의 장관이 그대로 펼쳐질 정도로 자주 보고 또 보았습니다.

● 황금빛으로 물든 우주

깊은 명상에 들어가 마음속 허공을 응시하던 중, 어느 순간 온 우주가 황금빛으로 빛나는 장관이 펼쳐지는 것을 보게 되었습니다. 우주 공간에서 영롱한 황금 보석들이 빛을 발하며 찬란하게 빛나고 있었습니다. 이 광경은 단순한 상상이 아니라, 내면과 우주가 연결되는 깊은 체험처럼 느껴졌습니다.

● **감로수의 경험**

 명상 중에는 혀를 입천장이나 입술에 대고 있었는데, 그 순간 감로수가 솟구치는 경험을 하게 되었습니다. 혀끝에 맑은 샘물이 솟듯 감로수가 고였고, 이는 내 몸과 마음을 청량하게 만들었습니다. 이로 인해 소갈증이 완전히 사라지는 변화도 체감할 수 있었습니다. 하루에 페트병으로 한 병 이상 마셔 대던 물도 이제 더 이상 마시지 않게 되었습니다. 동시에 야간 빈뇨도 사라지게 된 것입니다.

● **의식의 집중과 에너지 흐름**

 명상 동안 나는 의식을 항상 하단전에 집중하며, 항문을 강하게 조이면서 발끝의 기운을 느끼고자 노력했습니다. 이는 내 몸의 에너지 흐름을 정돈하고, 내면과 우주의 에너지를 연결하는 중요한 과정이었습니다. 호흡 명상과 반야심경의 암송은 단순한 수련을 넘어, 나를 우주와 하나로 연결하는 체험으로 이어졌습니다. 황금빛 우주와 감로수의 경험은 내 몸과 마음의 깊은 변화를 상징하며, 나를 더 높은 경지로 이끄는 강력한 수행이 되었습니다.

● **자연스러운 호흡과 정견의 공부**

 명상 중에는 호흡을 인위적으로 조절하지 않고, 저절로 이루어지도록 맡겼습니다. 최대한 내 몸과 마음이 향하는 곳을 있는 그대로 바라보며 그 상태를 유지하려고 했습니다. 불교에서 말하는 팔정도의 첫걸음인 정견(正見)을 확립하기 위해, 유튜브 영상과 다양한 책을 참고하며 본격적으로 공부를 시작했습니다. 이러한 과정은 내면을 깊이 탐구하고, 삶의 본질을 이해하는 데 큰 도움을 주었습니다.

반야심경의 깨달음과
명상의 변화

반야심경에서 관자재보살께서 깊은 반야바라밀다를 행하실 때, "조견 오온개공(照見 五蘊皆空)" 하신 후, "여실지견 도일체고액(如實知見 度一切苦厄)" 하셨다는 구절을 수천 번 되뇌었습니다. 이 반복을 통해, "있는 그대로 보고 일체의 고통에서 벗어난다"는 이 가르침이야말로 고통에서 벗어날 수 있는 참된 길임을 뼛속 깊이 깨닫게 되었습니다.

매일 명상에 들어갈 때마다, 뇌의 중심부에 찌릿찌릿한 전기 같은 기운이 감돌기 시작했습니다. 이 전기 에너지는 단순한 감각을 넘어, 몸과 마음의 깊은 변화를 예고하는 강렬한 체험으로 느껴졌습니다. 반야심경의 가르침은 명상과 함께 내 삶에 치유와 깨달음의 새로운 길을 열어 주었습니다.

● **매일 반복하는 수련**

매일같이 맨발 걷기와 반야심경 독송, 절 108배, 명상 1시간을 실행했습니다. 집 옆의 잔디밭을 맨발로 걸으니 너무나 즐겁고 좋습니다. 지구 어머니의 푹신하고 따뜻한 기운을 느끼며 거닐었습니다. 접지를 하면서 온몸이 맑아지는 것을 실감하게 됩니다. 하늘이 흐린

걸 보니 곧 비가 올 것 같았습니다. 1시간여 맨발 걷기를 끝내고 방에 들어오자마자 소나기가 쏟아졌습니다.

방에 들어와 금강살타 부처님에 대해 유튜브 영상을 들어 보니 이 분이 바로 비로자나불님의 현신이셨습니다.

● **명상 후 찾아온 변화**

우주 근본 원리이자 본체, 제1원인인 비로자나불님께서는 빛으로 나타나십니다. 온 우주 한가운데에 빛으로 계시면서 명상 때마다 마음의 눈으로 바라보기 어려울 정도로 강렬하고 선명한 빛을 비추어 주십니다. 순간 가슴에 호흡이 가빠 오던 증상이 사라졌습니다. 당뇨 수치는 130㎎/dL인데, 몸이 안정적이었습니다. 며칠 전만 해도 온갖 불안감을 일으키던 나의 몸이 드디어 아무런 고통도 보내오지 않았습니다.

가슴이 뻥 뚫리니 마음속에 고요한 평화가 찾아왔습니다. 온몸이 우주에 빨려 들어갈 듯이 강렬한 빛이 온몸을 휘감았습니다. 석가모니 부처님이 말씀하신 대로 윗니와 아랫니를 다물고 혀를 입천장에 대고 수행하는데, 혀에 감로수가 가득 차 올랐습니다.

명상 중 혀를 윗입술에 대니 등 뒤에서 기가 올라와 상단전을 자극하고 거대한 기운이 목을 거쳐 가슴과 단전으로 내려가는 것을 느꼈습니다. 그리고 온몸이 떠오르면서 기가 순환하는 것을 바라볼 수 있었습니다.

지감 수련,
우주 기운을 느끼는 간단한 방법

　지감 수련은 배꼽 높이에서 양손 손바닥을 천천히 붙였다 떼었다를 반복하면서 기를 느끼는 방법을 말합니다. 가부좌한 상태에서 눈을 감고 이 동작을 반복하면 누구나 기운을 느낄 수 있습니다.

　기운의 느낌은 사람마다 다르지만, 양손 바닥 사이에서 찌릿찌릿한 느낌이 오거나 떡이 붙은 것처럼 끈적끈적한 감각, 자석이 서로 당기는 듯한 느낌, 따뜻한 기운, 간질간질한 감각, 혹은 뭉글뭉글한 구름을 만지는 듯한 느낌 등 다양하게 나타납니다. 이러한 동작을 자주 반복하면 기 에너지에 점점 민감해지고, 궁극적으로 고도의 에너지 수련으로 나아갈 수 있습니다.

　이러한 기초 수련은 초등학교 이전 단계부터 습득하면 기감이 더 커질 수 있습니다. 아이들은 순수하기 때문에 기운을 금방 느끼곤 합니다. 나이가 들수록 감각이 둔감해지므로, 아이가 있는 집에서는 놀이로 체험하게 하는 것도 매우 좋습니다.

　금강살타 부처님을 연상하던 중, 가슴이 뻥 뚫리는 느낌이 들었습니다. 오랫동안 답답했던 가슴의 압박감과 통증이 완전히 사라졌습니다. 이전에는 항상 숨쉬기가 답답하고 무언가 억눌린 느낌이 있었습니다. 그런데 이제 가슴혈이 완전히 열리며, 백회에서 상단전, 목,

가슴, 배꼽, 단전, 회음까지 이어지는 고속도로가 개통된 것처럼 느껴졌습니다. 가슴이 열리고 나자 마음속에 평화가 찾아왔습니다. 여러 부처님들께서 찾아오셔서 제 몸을 만지며 격려해 주시는 듯한 경험을 했습니다.

이 상태에서 빛의 세계로 깊이 들어가 찬란한 비로자나불님의 광대한 빛을 받아들였습니다. 제 몸속에서는 금강살타 부처님이 잉태되어 성장하기 시작했습니다. 몸의 답답함은 사라지고, 고요하고 평화로운 상태가 되었습니다. 몸과 마음이 모두 시원해지며 편안함과 안정감을 느낄 수 있었습니다.

당뇨와 데이터
: 몸과 뇌의 대화

당뇨는 데이터로 알 수 있는 병입니다. 나는 일회용 당뇨측정기로 하루에도 10회 이상 혈당을 측정했지만, 데이터로서 뇌에 주는 영향은 미미했습니다. 그러던 중, 우연히 친구로부터 연속혈당측정기가 시중에 유통되고 있다는 이야기를 듣고 관심이 생겼습니다.

내 몸의 데이터를 실시간으로 확인하기 위해 연속측정기를 구입했고, 이 기기는 기존의 혈당 체크 방식과는 차원이 다른 정보를 제공해 주었습니다. 하루에 10번 이상 핏방울을 뽑아 가며 혈당을 측정하는 고통에서 벗어났을 뿐 아니라, 뇌가 혈당 수치 변화에 점차 반응하기 시작했습니다.

● **몸과 데이터의 충돌: 배고픔의 진실**

연속측정기를 통해 배고픔이라는 신호가 내 몸의 거짓된 정보일 수 있다는 사실을 깨달았습니다. 혈당 수치가 400~500㎎/dL을 넘나들고 있음에도, 내 몸은 배가 고프다고 신호를 보냈습니다. 이때 나는 스스로에게 물었습니다.

"아니, 혈당 수치가 당뇨 정상치 180㎎/dL의 3배나 되는데, 뭐가 배가 고프단 말인가?"

나는 매일 몸과 대화하며 스스로에게 질문을 던졌습니다. 그리고 그 순간부터, 나는 식욕을 참아 내는 싸움을 시작했습니다. 처음에는 죽을 듯한 식은땀이 흐르고 몸이 극도의 반발을 보였지만, 매일 몸과 대화하며 이를 이겨 냈습니다.

108배 절 수련을 매일 정해진 시간에 꾸준히 수행하면서, 몸과 마음이 점차 변화하기 시작했습니다. 절은 단순한 운동이 아니라, 내 몸의 기운과 의식을 바꾸는 강력한 수단이 되었습니다. 그 과정에서 허무적인 사고는 사라졌고, 나는 우주의 변화 속에서 나 자신을 바라보는 시각을 갖게 되었습니다. 절과 명상은 단순히 몸을 변화시키는 것을 넘어, 내 뇌와 마음의 패턴을 완전히 새롭게 정립시켜 주었습니다.

● **데이터와 뇌: 과학적 접근의 중요성**

데이터는 과학입니다. 나는 인공지능 정책에 대한 연구를 통해 "삶은 데이터다"라는 견해를 정립하고 있었습니다. 당뇨와 같은 만성질환과 싸우려면 단순히 열심히 노력하는 것만으로는 부족합니다. 내 몸의 데이터를 정확히 알고, 이를 통해 나의 상태를 객관적으로 파악하는 것이 중요합니다. 데이터를 통해 자신감을 얻고, 인내심을 배가시키며, 목표를 분명히 설정할 수 있습니다.

무엇보다 뇌가 데이터를 인식하고 믿게 만들도록 하는 과정이 중요합니다. 처음에는 뇌가 데이터를 의심하고 받아들이지 않았습니다. 혈당 수치가 높아도 뇌는 여전히 배고픔을 신호로 보내며 공포와 식은땀을 유발했습니다. 그러나 명상과 절 수련을 통해 신경을 안정시키고 뇌를 점차 데이터에 익숙하게 만들었습니다.

뇌가 데이터를 받아들이기 시작하면, 더 이상 극도의 공포감이나 불안, 식은땀에 시달리지 않게 됩니다. 이 과정은 단순한 신체적 변화가 아니라, 몸과 뇌가 데이터를 중심으로 소통하며 새로운 길을 여는 과정입니다.

데이터는 내 몸과 마음을 연결하는 강력한 도구였으며, 이를 기반으로 삶을 다시 설계할 수 있는 자신감을 얻게 되었습니다. 이제는 뇌의 요구가 아닌, 데이터에 기반하여 음식 섭취를 제한하기 시작했습니다. 혈당 수치가 높으면 무조건 먹지 않는 원칙을 세웠습니다. 데이터에 몸을 맞추기 시작한 것입니다. 당뇨 주사도 더 이상 맞지 않았습니다. 과감하게 약을 끊고 데이터가 정상치 근처로 내려올 때까지 참고 또 참았습니다.

아침 식사는 간단하게, 삶은 계란 두 개에 간수를 뺀 소금을 곁들여 섭취했습니다. 이렇게 데이터를 기준으로 한 식단 관리는, 몸과 뇌의 잘못된 신호를 바로잡고 건강을 회복하는 데 중요한 전환점이 되었습니다.

당뇨와 같은 질환은 몸과 뇌가 어떻게 데이터를 받아들이고 반응하느냐에 따라 달라질 수 있습니다. 데이터를 통해 몸과 대화하고, 이를 바탕으로 절 수련과 명상을 지속하며, 나는 내 몸의 변화를 주도할 수 있었습니다.

데이터는 단순한 숫자가 아니라, 내 몸과 마음을 이끌어 가는 나

침반이었습니다. 뇌와 몸이 데이터에 반응하고 수긍하는 순간, 변화는 시작됩니다.

● **당뇨와의 싸움: 수치에 적응하고 고정관념을 깨다**

나는 당뇨 수치가 500~590㎎/dL 또는 "High"를 넘나드는 상태에서 당뇨와의 싸움을 시작했습니다. 초기에는 이러한 수치가 내 몸과 마음에 엄청난 혼란을 가져왔습니다. 뇌는 온갖 허위 정보를 세포들에게 전달하며, 마치 허깨비가 보이는 것 같은 착각을 일으켰습니다.

식은땀, 죽음의 공포, 극도의 불안감까지, 뇌는 끊임없이 잘못된 신호를 보내왔습니다. 공깃밥 단 1공기만 먹어도 혈당이 500㎎/dL을 넘었고, 내 몸은 위기에 처해 있었습니다. 그럼에도 나는 이처럼 높은 수치에 적응하며 죽음의 길로 달려가고 있었습니다.

이 시점에서 내 몸의 데이터에 입각해 뇌와의 싸움을 시작했습니다. 뇌를 속이기 위해 채소나 달걀로 한 끼를 대체하며 식단을 조정했습니다. 이후 한 달 정도 새로운 식단에 익숙해진 뒤, 다시 하루 한 끼를 줄이며, "하루에 무조건 세 끼를 먹어야 한다"는 고정관념을 하나씩 깨뜨려 나갔습니다.

이 과정은 단순히 식단을 조정하는 것을 넘어, 나의 몸과 뇌가 새로운 삶의 방식에 적응해 가는 과정이었습니다. 당뇨라는 극단적 상황 속에서도, 수치를 기반으로 한 현명한 선택과 점진적 변화를 통해, 나는 고정관념에서 벗어나 몸과 마음의 새로운 균형을 찾아가기 시작했습니다.

　수치와 데이터는 나를 깨우는 강력한 도구였으며, 이를 통해 내가 다시 주도권을 잡고 변화할 수 있음을 깨달았습니다.

간헐적 단식
: 몸의 변화를 이끄는 놀라운 습관

이 과정에서 가장 중요한 것이 간헐적 단식입니다. 오후 3~4시쯤 마지막 식사를 한 뒤, 다음 날 점심까지 단식을 이어 가는 방식으로, 약 20시간 동안 속을 비우는 것입니다.

아침 식사를 뜻하는 영어 단어 "breakfast"는 "단식을 멈춘다"는 의미를 담고 있습니다. 여기서 "fast"는 단식을 뜻합니다. 만약 이 단식을 점심때까지 연장하면, 몸에서 놀라운 변화가 일어나기 시작합니다.

간헐적 단식을 통해, 몸 안의 온갖 지방질이 허물어지고, 매우 빠른 속도로 뱃살이 감소하기 시작합니다. 이 단식을 시작으로, 차츰 아침 식사를 하지 않는 습관을 들이면, 몸이 자연스럽게 적응하며 하루 두 끼만으로도 충분히 생활할 수 있게 됩니다. 현대인이 하루 세끼를 먹게 된 것은 축복이 아니라 고통의 시작이었으며 인류의 역사에서 아주 최근의 일이었을 뿐입니다.

이 간헐적 단식을 두 달(60일) 동안만 실천해 보십시오. 놀랍게 변화된 자신의 몸과 건강을 직접 확인할 수 있을 것입니다. 단순한 체중 감량을 넘어, 몸과 마음이 가벼워지고 건강이 회복되는 느낌을 경험하게 될 것입니다.

간헐적 단식은 단순한 식습관의 변화가 아니라, 몸과 신진대사의 구조를 바꾸는 강력한 도구임을 깨닫게 됩니다. 20시간 단식 후 점심부터 시작하는 하루 두 끼 식단은, 당신의 몸에 새로운 활력을 불어넣는 전환점이 될 것입니다.

● **간헐적 단식과 오토파지: 체험에서 얻은 깨달음**

나는 간헐적 단식을 직접 실천하며 이 글을 정리하던 중, 인터넷에서 우연히 "오토파지 이론"이라는 개념을 접하게 되었습니다. 이 이론은 2016년 일본의 요시노리 오슈미 박사가 노벨 생리의학상을 받으면서 전 세계적으로 주목받았고, 우리나라에서도 널리 알려졌습니다.

오토파지 이론에 따르면, 16시간 이상 단식을 하면 몸의 세포들이 영양분이 들어오지 않는 상태를 인지하고, 몸에 쌓인 지방 세포를 분해하여 에너지를 보충하면서 몸의 균형을 유지한다고 합니다. 이는 단식을 수행하는 사람이나 병을 치유하려는 사람들에게 매우 중요한 생리적 과정으로, 몸이 스스로를 정화하고 재생하는 원리를 설명합니다.

나는 이 이론에 따라 간헐적 단식을 6개월 동안 꾸준히 실천한 결과, 84kg에 달하던 몸무게가 58kg이 되어 26kg이나 체중이 감소하는 놀라운 변화를 경험했습니다. 1년여가 지난 지금도 체중은 58~59kg을 유지하고 있습니다.

가장 눈에 띄는 변화는 아랫배의 똥배가 사라졌다는 점이었습니다. 스스로도 감탄스러워 거울을 보며 미소를 지을 지경입니다. 똥배가 나왔던 아랫배에는 점차 식스팩이 만들어지기 시작하며, 몸이 전혀 새로운 모습으로 변해 갔습니다. 또한, 몸 곳곳에 축적되어 있던 지방질이 사라지고, 대신 근육으로 대체되었습니다. 주변 사람들이 모두 신기해하고 놀라움을 금치 못하는 것이 더욱 실감 있게 다가왔습니다. 나를 보고 이구동성으로 경험담을 책으로 쓰라고 권했습니다.

몸의 약 30% 정도가 사라져 버리다 보니 문제점이 발생했습니다. 몸에 맞는 옷이 하나도 없게 된 것입니다. 처음 내의가 헐렁해지는 이유를 깨닫지 못하다가 저절로 흘러내리고 나서야 눈치를 채고 사이즈를 상에서 중으로 내려 내의와 바지를 모두 새로 구입했습니다.

이러한 체험은 단순한 체중 감량을 넘어, 내 몸이 스스로를 치유하고 재조정하는 과정을 직접 느끼게 해 주었습니다. 오토파지 이론은 이 모든 과정을 뒷받침하는 과학적 근거를 제공하며, 간헐적 단식이 단순한 식사 조절이 아니라 몸의 근본적인 변화를 이끄는 강력한 방법임을 확신하게 만들었습니다.

이제 간헐적 단식은 나에게 단순히 몸을 가볍게 하는 방법이 아니라, 건강한 삶과 자기 혁신의 필수적인 습관이 되었습니다.

건강한 몸과
마음을 위한 실행법

나의 몸이 새로운 상태에 안정적으로 머물도록 하는 일이 더욱 중요합니다. 몸은 근본적으로 식욕을 잊지 않고 과거로 되돌아가려는 본능이 있기 때문입니다. 그 때문에 많은 사람들이 간헐적 단식에 성공한 이후 다시 실패를 거듭하는 것입니다. 체중이 줄어든 상태를 그대로 유지하기 위해서는 다음의 원칙을 주기적으로 실행해야 합니다.

● **간헐적 단식 주기 맞추기**

일주일에 2회, 오후 4시부터 다음 날 점심까지 단식을 실행합니다. 단식 전후의 식사는 양을 최대한 줄여야 하며, 폭식 후 단식은 효과를 떨어뜨리므로 피해야 합니다. 단식 중 술은 반드시 삼가야 합니다. 술은 안주를 동반해 생활 리듬을 파괴하므로 절제가 필수적입니다.

● **천지인 수행을 규칙적으로 실행하기**

천지인 수행은 매일 규칙적으로 해야 합니다. 천(天)은 명상을 의미하고, 지(地)는 맨발로 땅 밟기, 인(人)은 자기 얼에게 절하기를 나타냅니다.

지(地) : 맨발로 땅 밟기(지구 에너지 받기)

매일 30분 이상 맨발로 걷기를 실천해 땅의 기운을 느끼도록 합니다. 직장인이라면 점심시간을 활용해 맨발 걷기 공원을 이용하는 것도 좋은 방법입니다. 처음에는 30분도 힘들지만, 점차 습관이 되면 아무런 장애 없이 자연스럽게 걸을 수 있습니다.

맨발 걷기를 하면, 몸 안의 활성산소가 지구 에너지와 결합해 몸 밖으로 배출되고, 지구의 좋은 에너지가 발바닥을 통해 몸으로 유입됩니다. 3개월만 꾸준히 하면 발바닥이 민감해지며, 몸의 변화를 뚜렷하게 느낄 수 있고, 명상을 위한 에너지도 축적됩니다.

인(人) : 절 수행(자기와의 대화)

집 안 또는 한적하고 자유로운 자신만의 공간에서 절 수행을 매일 같은 시간에 꾸준히 실천합니다. 절은 자기 자신에게 바치는 정성입니다. 절 방석을 사서 비치해 두고 매일 하루도 빠지지 않고 정한 시간을 맞춰서 해야 합니다. 절을 자기 자신과의 대화로 습관화하는 것이 중요합니다. 나의 경우 아랫배나 다리에 근육이 생긴 것은 모두 절 수련 때문이었습니다.

절 수행은 간헐적 단식의 성공 여부를 좌우합니다. 절을 하지 않으면, 절대로 몸은 변화하지 않습니다. 설령 변화가 일어나더라도 과거의 잘못된 습관으로 되돌아가기 쉽습니다. 10배에서 시작해 점차 108배로 늘려 가며 안정시킵니다. 30~40대는 15분, 50~60대는 25분, 70대 이상은 30분 정도 소요됩니다.

하루 20~30분의 절은 단순한 운동이 아니라 몸과의 싸움에서 승리하는 가장 효과적이고 강력한 수단입니다. 이 시간을 확보하지 못한다면, 건강 관리는 사실상 포기한 것과 같습니다. 골프나 산책만으로 몸 관리를 할 수 있다고 생각하는 것은 사실 몸이 게으름을 피우고 싶어 하는 마음과의 타협일 뿐입니다. 마음을 약하게 먹어서는 절대로 안 됩니다. 자기 자신을 이기는 20~30분, 바로 이것이 간헐적 단식의 성공 열쇠입니다.

절을 하면 몸 안에서 열이 빠르게 올라오고 땀이 흐르며, 근육이 생기고 지방이 연소됩니다. 절을 통해 몸 안의 의지가 불타오르며, 건강과 에너지의 새로운 전환점이 만들어집니다.

천(天) : 명상 수행 (에너지와 정화)

절 수행 후, 땀이 흐르는 것을 느끼며 숨을 고르고, 조용히 가부좌 자세로 명상을 합니다. 명상은 방석 위에 앉아 눈을 감고 하단전을 의식하며, 매일 30분 이상 이어 가는 것이 중요합니다. 이 과정에서 몸의 근육은 점차 강화되고 지방은 자연스럽게 줄어듭니다.

● **몸의 변화 관찰하기**

매일 체중을 측정하며 자신의 몸이 변화하는 모습을 기록하십시오. 이러한 실천을 통해 몸과 마음이 조화를 이루며, 건강하고 활력

넘치는 삶을 만들어 갈 수 있습니다. 꾸준한 반복만이 진정한 변화와 지속적인 건강을 가져다줍니다.

당뇨와의 싸움에서
큰 진전을 보다

● **데이터를 기반으로 치유해 가다**

　간헐적 단식과 천지인 수행을 통해 처음에는 상상도 하지 못한 변화가 나타나기 시작했습니다. 혈당 수치가 드디어 300~400mg/dL대로 내려오기 시작한 것입니다. 저 같은 고혈당을 체험하지 못하신 분들은 실감하기 어려우실 것입니다. 하지만 이 과정은 배고픔과 정신 혼란이라는 고통의 터널을 통과해야만 가능한 일이었습니다.

　매일 맨발 걷기 40~60분, 반야심경 16회 따라 독송하기, 금강살타 백자진언 등을 통해 몸의 세포를 깨우는 수행을 병행했습니다. 특히, 반야심경을 소리 내어 따라 독송할 때, 목소리로 온몸이 떨리며 세포 변화가 빠르게 일어나는 것을 느꼈습니다. 아울러 손과 발의 핏줄들이 굵어지는 것을 눈으로 확인할 수 있었습니다.

　처음에는 10배조차 힘들었던 절 수행은 점차 108배로 늘었고, 하루에 명상 1시간까지 포함하여 총 2~3시간을 내 몸에 온전히 할애했습니다. 이 과정 속에서 나의 뇌가 점차 연속혈당측정기의 혈당 수치에 정상적으로 반응하기 시작했고, 내 몸이 데이터를 기반으로 스스로 치유해 가는 것을 확인할 수 있었습니다. 이때부터가 더욱 중요했습니다. 데이터에 입각해 음식을 조절해 나가야 했기 때문입니다. 이제 한 끼를 먹어도 수치가 200㎎/dL를 넘는다는 사실을 깨닫게 되었습니다.

● **2개월 만에 당뇨약과 모든 약물을 완전히 끊다**

혈당 수치가 200㎎/dL대로 내려오면서, 당뇨와 전쟁을 시작한 지 2개월 만에 당뇨약과 모든 약물을 완전히 끊었습니다. 과거에는 하루에 60~70단위의 인슐린 주사를 맞았고, 기억이 흐려져 주사를 두 번 맞아 저혈당 증세로 응급실에 실려 간 경험도 있었습니다. 그러나 이제는 인슐린 주사를 완전히 끊었습니다. 주사를 전혀 맞지 않으면서도, 몸의 장기가 본래의 기능을 회복해 나가는 것을 뚜렷이 느낄 수 있었습니다. 혈당 수치도 100~200㎎/dL대에서 안정되었습니다. 믿을 수 없는 변화가 찾아온 것입니다.

데이터는 치유의 핵심이었습니다. 실시간 혈당 데이터를 통해 내 몸의 변화를 매 순간 확인할 수 있었습니다. 신기한 것은 아침에 달걀 두 개만 먹고 다른 음식을 전혀 먹지 않았음에도 혈당이 150㎎/dL를 가리킨다는 사실이었습니다. 그동안 얼마나 과도하게 식사를 해 왔는가를 처절히 깨닫는 순간이었습니다. 이러한 수치를 매일 분석하면서, 식단과 생활 습관을 데이터에 맞게 조정했습니다. 그 결과 1시간 이상 집중적인 작업을 해도 아무런 고통을 느끼지 못할 정도로, 내 몸은 점차 활력을 되찾아갔습니다.

● **약물이 아니라 내 몸의 자기 치유력을 믿어야 한다**

당초 목표는 혈당 수치를 정상인처럼 70~100㎎/dL 사이로 유지하는 것이었고, 이를 달성하는 데 최소 3년은 걸릴 것이라고 생각했습니다. 그러나 단 3개월 만에, 기대를 훨씬 뛰어넘는 놀라운 기적을 경험했습니다.

지난 30여 년 동안 병원 의사들은 약물로 당뇨 수치를 낮추는 대증요법만을 처방하였을 뿐이었고, 그 처방에 의존하던 나는 그들 시스템에 갇혀 살고 있었습니다. 그러나 내 영혼은 자가 치유가 가장 중요하다는 사실을 깨우쳐 주었고, 나는 점차 병원 의존을 줄이며 자기 치유의 비중을 늘려 갔습니다. 그 결과 이제는 병원과 거의 결별하게 되었습니다.

병원을 찾지 않은 것이 1년이 다 되어 가고 있습니다. 아마도 병원 의사는 나의 존재를 까마득히 잊어버렸을 것입니다. 나도 그들의 존재를 잊어버린 지 오래입니다. 약물이 아니라 내 몸의 자기 치유력을 믿어야 한다는 나의 전략은 적중했습니다. 이제 나는 병원에 의존하지 않아도 될 정도로 건강을 되찾았고, 오늘 현재 혈당 수치는 154㎎/dL를 가리키고 있습니다.

이 여정은 단순한 회복이 아니라, 내 몸과 마음의 완전한 재생을 의미합니다. 병원 치료를 넘어, 내 몸 스스로의 치유 능력이 가장 강력한 치료법임을 확인한 경험이었습니다. 데이터에 기반한 노력과 꾸준한 자기 치유의 실천이, 건강한 삶으로 나를 되돌리는 열쇠였습니다.

식욕과 욕망을
넘어서다

식욕은 날로 줄어들었습니다. 나는 당뇨 수치를 정상치까지 낮추기 위해 스스로를 단련하며 버텼습니다. 처음에는 온몸이 허깨비를 보여 주며, "그러다 죽을 거야."라는 신호로 정신을 혼미하게 만들었습니다. 그러나 매일 맨발로 1시간 내외를 걸으며 접지하고, 아침과 저녁 2차례에 걸쳐 반야심경을 8회 따라 독송하며, 절 수련을 100배 이상 실행하면서 명상 1시간을 병행했습니다. 꾸준한 수련과 명상 끝에, 몸은 마침내 저항을 멈추고 변화의 길로 들어섰습니다.

● **식욕에서 벗어나자 한층 더 깊어진 명상**

이제는 하루 한 끼를 조금만 먹어도 충분히 버틸 수 있는 상태가 되었습니다. 아침과 점심 사이에 삶은 달걀로 허기를 달랬으며, 점차 허기조차 느껴지지 않는 경지에 이르렀습니다. 식욕에서 벗어나자, 명상은 한층 더 깊어졌습니다. 그 결과, 황금빛 부처님이 내 마음속에 찾아왔습니다. 명상 중, 온 우주 사방이 황금빛으로 찬란히 빛나는 모습이 펼쳐졌습니다.

이제는 마음의 허공 속에서 우주 꽃이 반짝반짝 빛나는 모습을 빈번히 느끼게 되었습니다. 우주의 에너지와 연결된 깨달음의 꽃은 단순한 상상이 아니라, 내 몸과 마음이 완전히 새로운 경지로 변화했음을 상징하는 것이었습니다.

이 여정은 나에게 단순한 건강 회복을 넘어, 내면과 우주가 하나로 연결되는 깊은 체험을 선사했습니다. 황금빛 세계와 우주의 꽃은 내가 걷고 있는 길이 진정한 깨달음으로 향하고 있음을 매 순간 깨닫게 해 주었습니다.

● **내 마음과 욕망의 근원을 다스리는 과정**

명상이 깊어질 무렵부터 식욕은 현저히 줄어들었고, 색욕은 이미 오래전에 사라졌습니다. 한때 나를 끊임없이 괴롭히던 정념(情念)도, 산속 생활에 적응하면서 자연스럽게 사라져 갔습니다. 초기에는 자위를 하기도 했지만 그마저도 건강에 해롭다는 깨달음이 찾아왔습니다. 나이 50세를 넘어서면 색욕을 극도로 자제해야 합니다. 몸의 에너지가 급속도로 줄어들기 때문입니다. 이제는 어떠한 정념도 더 이상 생기지 않게 되었습니다.

고요한 산속 생활은 단순히 환경의 변화가 아니라, 내 마음과 욕망의 근원을 다스리는 과정이었습니다. 산속에서 살다 보니, 자연스럽게 불필요한 인간관계가 끊어지기 시작했습니다. 전화기를 새로 구입하면서 전화벨 소리가 울리지 않도록 설정하여, 세상과의 단절을 더욱 가속화했습니다.

어느 순간, 아무도 나를 찾지 않는 상태가 되었습니다. 그 순간 깨달았습니다.

"명예욕이란 얼마나 부질없는 것인가! 누가 누구를 지배하고, 누가 누구보다 우월하다고 말할 수 있단 말인가? 모든 사람은 수많은 생명체를 몸속 우주에 품고 살아가는 부처님들입니다. 그런데 왜 그동안 나는 이러한 진리를 보지 못하고 허망한 욕망에 사로잡혀 있었단 말인가?"

무한대의
우주를 보다

그리고 맨발 걷기를 통해, 나는 비로소 지구 어머니가 얼마나 많은 생명체를 품고 있는지 알게 되었습니다. 흙 자체가 또 하나의 우주였습니다. 잔디밭을 매며 손에 흙을 만지던 중, 그 안에서 지렁이와 개미 같은 작은 생명체들을 보았습니다. 처음에는 단순한 관찰이었지만, 문득 그 작은 생명체들 속에서 소우주의 존재를 깨달았습니다.

"아, 그동안 나는 왜 이 단순한 진실을 보지 못했을까?"

지금까지 나는 욕망과 집착에 눈이 가려, 내 발아래 펼쳐진 소우주의 경이로움을 보지 못했던 것입니다. 이 작은 생명체들은 우주의 일부였고, 그 속에서 나는 그들과 함께 큰 우주의 일부로 살아가고 있었습니다.

욕망과 집착이 사라지자, 나와 우주 사이의 경계도 점차 사라져 갔습니다. 인간관계나 명예욕은 모두 덧없는 것이었습니다. 나는 지구 어머니와 연결된 존재이며, 흙 위에 사는 모든 생명체의 일부였습니다. 그 깨달음은 내 삶을 완전히 새로운 차원으로 이끌었습니다. 내 안의 소우주와 발아래의 소우주, 그리고 그것들을 아우르는 큰 우주. 모든 것이 하나로 연결되어 있음을 온몸으로 느꼈습니다.

명상과 술
: 몸과 뇌의 또 다른 전쟁, 금주

명상을 지속하면서, 나는 몸 안에 있던 탁한 기운과 독소가 엄지발가락을 통해 빠져나가는 것을 느끼기 시작했습니다. 하지만, 가끔 술의 유혹을 이기지 못하고 마신 날에는 온몸이 고통으로 시달렸습니다. 술은 단순한 음료가 아니라 독약 그 자체입니다. 건강할수록 더 많이 마시게 되는 경향이 있으며, 적당히 마신다는 것은 사실상 불가능합니다. 나는 의학을 공부한 전문가로부터 술과 뇌, 몸의 관계에 대해 상세히 알게 되었습니다.

● 술이 몸에 들어오면 벌어지는 일

술을 마시면 뇌는 즉각 모든 신체 활동을 중단하고, 술이라는 독을 분해하라는 긴급 명령을 내립니다. 이 과정에서 소화 기능을 포함한 모든 세포들이 동원되어 알코올 분해에 집중하게 됩니다. 음주 중 안주를 많이 먹는 행위는 특히 해롭습니다. 이때 소화기 계통의 세포들도 모두 알코올 분해에 동원된다고 합니다. 그 결과 소화가 제대로 이루어지지 않는 상태에서 음식물을 추가로 밀어 넣게 되어 몸에 큰 부담을 주게 되는 것입니다.

술이 몸에 들어오면, 뇌는 이를 몸을 침공한 적으로 간주하고, 모든 세포를 총동원하여 술과의 전쟁을 시작합니다. 뇌는 비상사태를 선포하며, 인체의 모든 기능을 중단하고 술의 분해에만 집중합니다. 그러나 나라는 자아는 이 상태를 제대로 인지하지 못한 채, 정신이 말짱하다는 이유로 술을 더 마십니다. 결국, 뇌는 전쟁에 지쳐 쓰러질 지경에 이르고, 허깨비 같은 환각 상태가 뇌를 지배하기 시작합니다.

● **술을 끊는 결단이 필요한 이유**

이 상태는 단순히 몸의 피로를 넘어, 온갖 악행을 유발하는 위험한 상태로 이어집니다. 술은 단순히 인간관계를 망치는 데 그치지 않습니다. 음주운전, 주취 폭력, 심지어 음주 살인과 같은 사고는 모두 뇌가 술과의 전쟁에서 패배한 결과입니다.

술이 몸에 들어오면, 뇌와 몸이 술이라는 독에 맞서 싸우며 치명적인 대가를 치릅니다. 음주운전을 비롯한 각종 음주 사고는 몸이 술을 적으로 간주하고 대응하는 생리적 과정을 이해하지 못한 어리석음의 결과입니다. 술은 몸과 뇌의 치명적인 적이며, 이를 분해하기 위한 전쟁은 우리 몸과 마음에 심각한 피해를 남깁니다.

따라서 음주라는 일시적 쾌락이 빚어내는 개인적 사회적 해악은 너무나 큰 것입니다. 그것은 뇌와 몸을 적으로 돌려 전쟁 상태로 몰아넣는 행위입니다. 결국, 몸과 마음을 지치게 하고, 삶을 파괴할 가능성을 열어 두는 어리석음일 뿐입니다.

이제 술의 실체를 깨닫고, 몸과 뇌를 지키기 위해 술을 끊는 결단이 필요합니다. 건강한 몸과 명상을 지속하기 위해, 술이라는 독약과 완전히 결별해야 합니다. 이 결단은 몸과 마음을 진정으로 보호하고, 더 나은 삶으로 나아가기 위한 첫걸음이 될 것입니다.

명상을 통한 담배,
그리고 술과의 작별

● **20년간 피워 오던 담배를 한순간에 끊다**

2000년대 초, 나는 6년여간 꾸준히 명상 수련을 해 왔지만, 담배 하나조차 끊지 못하고 있었습니다. 1981년 3~4월부터 피워 온 담배는 내 몸과 마음의 일부분처럼 깊이 자리 잡고 있었습니다.

2000년 초, 명상 수련을 계속하던 어느 날, 수련을 마친 후 여느 때처럼 담배를 입에 물고 길거리를 걷고 있었습니다. 그러나 그날은 달랐습니다. 한 모금의 담배 연기를 들이마시는 순간, 내 몸은 독가스실에 갇힌 듯한 고통으로 반응했습니다. 온몸에 고통이 밀려오며, 오후 4시부터 잠자리에 들기 전까지 무려 5~6시간 동안 고통이 지속되었습니다. 그 고통은 단순한 불편함을 넘어, 몸이 담배라는 독을 거부하며 보내는 강력한 경고였습니다.

이 강렬한 체험 이후, 나는 더 이상 담배를 피울 수 없게 되었습니다. 몸이 보내는 신호는 너무나 분명했고, 나는 자연스럽게 담배를 끊게 되었습니다. 20년 가까이 피워 오던 담배가, 단 한 번의 고통스러운 경험을 통해 내 몸에서 완전히 축출된 것입니다.

● 술과 작별할 준비가 되다

그러나 담배를 끊고 나서도, 나는 여전히 술이라는 습관을 끊지 못했습니다. 하지만 점차 술을 마시면 안 되는 상황이 스스로 만들어지기 시작했습니다. 내 몸과 마음은 점차 나쁜 습관들을 하나씩 버릴 수 있는 조건을 스스로 만들어 가고 있었던 것입니다. 이 경험을 통해, 나는 "몸과 마음은 스스로 조건을 만들어 가며, 나쁜 습관을 버릴 수 있는 길을 찾는다."는 사실을 새삼 깨달았습니다.

담배를 끊게 된 강렬한 체험처럼, 이제 술도 자연스럽게 끊어 내야 할 때가 찾아왔습니다. 몸은 거짓말을 하지 않습니다. 몸이 보내는 고통은 단순한 불편이 아니라, 나를 건강과 새로운 삶으로 이끌어주는 강력한 신호였습니다. 나쁜 습관을 버리는 과정은 때로 고통스럽지만, 그 고통은 더 나은 나로 변화하기 위한 몸과 마음의 대화임을 깨달았습니다.

이제는 담배뿐 아니라, 술과도 작별할 준비가 되었습니다.

당뇨와 비만을 넘어

5장

내 몸의 기적:
만성 당뇨를 벗어나 깨달음으로

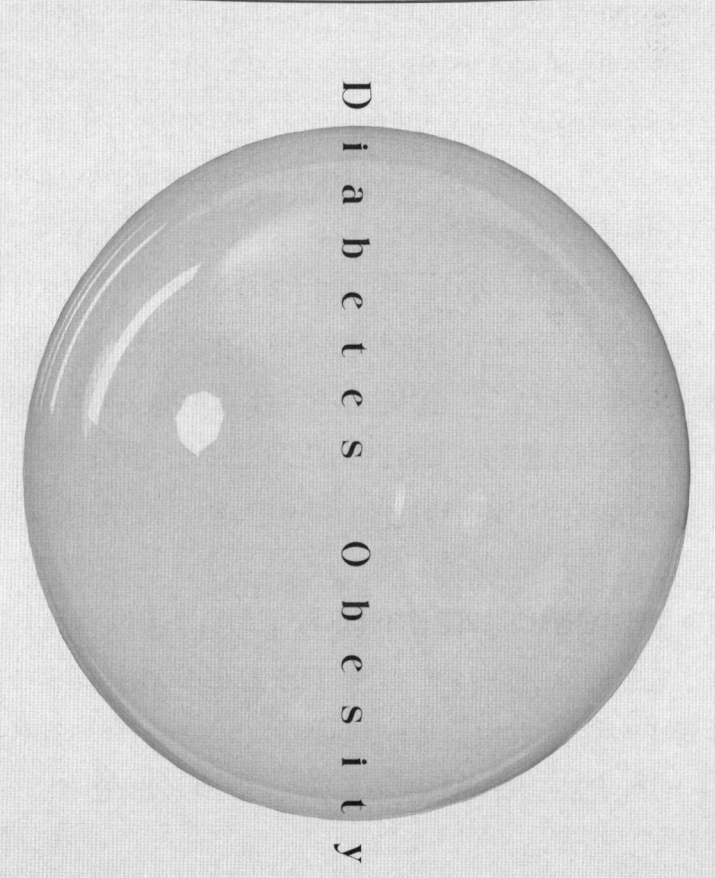

명상 중의 전율과
치유의 경험

오늘 명상 중, 전율이 파도처럼 온몸을 휘감아 흐르는 강렬한 경험을 했습니다. 동시에 부처님과 보살님들이 황금빛 형상으로 찾아오는 신비로운 체험을 하게 되었습니다. 그분들의 강렬한 기운이 내 몸에 스며들어, 발아래에서부터 황금빛으로 변화하는 느낌을 받았습니다. 이제는 온몸이 황금빛으로 물들어 가는 상상을 자연스럽게 하게 되었고, 그 상상은 단순한 생각을 넘어, 내 몸과 마음에 실제적인 변화를 일으키는 것처럼 느껴집니다.

그뿐만 아니라 마치 하늘에서 머리를 강하게 잡아당기듯이 에너지가 위로 올라갔고, 몸 전체가 큰 기운에 휘감겨 저절로 흔들렸습니다. 에너지와 파동이 전율을 만들어 내며, 말로 표현하기 어려운 커다란 환희와 행복감이 밀려왔습니다. 뇌 안에서는 전기가 찌릿찌릿하며 흐르고, 그 전류가 뇌 둘레를 감싸는 느낌이 들었습니다.

● **혈압이 안정되고 몸의 균형이 잡히다**

언젠가부터, 눈을 감으면 머리에 강한 전류가 흐르면서 황금빛 세상이 펼쳐지는 경험을 하게 되었습니다. 그 빛은 단순한 시각적 현상이 아니라, 온몸을 에너지로 가득 채우는 감각을 동반했습니다.

팔과 다리에도 전기가 찌릿찌릿하게 흐르는 느낌이 들었고, 어깨 아래로는 벌레가 기어가듯 가려움과 전율이 내려왔습니다. 특히 발바닥 전체에 뜨거운 기운이 흐르고, 엄지발가락이 계속 떨리며 탁기가 빠져나가는 것을 확연히 느낄 수 있었습니다.

단전에 집중하면 뜨거운 열감이 강하게 느껴졌습니다. 이 열감은 몸 안에서 순환하며, 혈액 순환이 활발히 이루어지는 느낌을 주었습니다. 그 결과, 혈압이 안정되고 몸의 균형이 잡히는 것이 명확하게 느껴졌습니다.

이러한 경험은 단순한 주관적 느낌에 그치지 않았습니다. 병원에서 받은 혈액 검사 결과, 모든 수치가 정상을 가리키며 각종 질환이 개선된 것을 확인했습니다. 특히 혈압은 상단이 110~130mmHg, 하단이 60~80mmHg로 정상 수치를 가리켰습니다.

명상을 통해, 몸과 마음이 에너지로 가득 차며 스스로 치유되는 과정을 경험하고 있습니다. 이 전율과 환희는 단순히 정신적인 변화뿐 아니라, 신체적인 안정과 회복까지 가져다주는 강력한 체험이었습니다. 명상은 단순한 수련을 넘어, 삶의 균형과 건강을 회복하는 열쇠가 되어 주고 있습니다.

● **발바닥 관리 중 통증이 느껴지지 않게 되다**

당뇨와의 전쟁이 본격화된 지 4개월여가 지난 시점에 관리사가 놀라기 시작했습니다. 몸이 놀라울 정도로 바뀌었다는 것입니다. 그러면서 자신이 보기에 너무나 신기하다고 말했습니다.

그리고 나무로 발바닥을 긁어내는 과정에서도 아무런 통증이 느껴지지 않았습니다. 불과 얼마 전까지만 해도, 조금만 강도가 높아도 극심한 고통에 시달렸던 나의 발바닥이 이제는 마치 새로운 세상으로 들어온 듯 평온했습니다.

이제 정말로 세상이 다르게 보입니다. 부처님과 보살님들의 황금빛 기운이 내 몸과 마음을 치유하며, 과거의 고통을 잊게 만드는 새로운 삶의 경지로 나를 이끌고 있습니다. 몸의 변화를 통해, 삶의 새로운 가능성을 온몸으로 느끼며, 이 모든 과정이 단순한 치유를 넘어 나를 더 높은 깨달음의 상태로 이끄는 길임을 깨닫습니다.

홍익인간(弘益人間)
: 깨달음과 이타적인 삶의 중요성

홍익인간의 가르침은 단순히 개인적 깨달음에 그치지 않습니다. 그것은 이타적인 삶의 중요성을 강조합니다. 사람이 할 수 있는 가장 중요한 보시(布施)는 자신이 아니라 남을 위해 사는 것입니다. 홍익인간은 "나"를 넘어 "우리"를 위해 존재해야 한다는 깨달음을 가르쳐 줍니다.

개인적으로 깨달음을 얻었다 하더라도, 집단이 여전히 무명(無明)의 상태에 머물러 있다면, 그것이 진정한 깨달음이라 할 수 있을까요? 깨달음은 개인과 집단의 관계 속에서 존재하는 것입니다. 개인과 집단은 서로 촘촘히 연결되어 있으며, 이 연결성을 이해하지 못한다면 깨달음은 완전할 수 없습니다.

● **연기법과 홍익인간의 정신**

세상의 모든 것은 서로 연결되어 있습니다. 이것을 연기법(緣起法)이라고 부릅니다. 그런데 세상에 이러한 연기법을 모르는 사람이 있을까요? 연기의 법칙은 모든 존재가 서로 의존하며 연결되어 있다는 사실을 말합니다. 어떤 조건이 형성되면 반드시 결과가 나타납니다. 이를 가장 쉽게 이해할 수 있는 예가 바로 돈의 흐름입니다. 돈의 흐름을 보세요. 모두가 서로 연결되어 있습니다.

　한 사람의 행동이나 결정이 수백만, 수천만, 혹은 수억 명에게 영향을 미칠 수 있습니다. 이러한 연결 속에서 문제가 발생하면, 그 영향은 개인의 차원을 넘어 사회 전체에 고통을 안기게 됩니다.

　홍익인간의 정신은 개인과 집단 모두를 아우릅니다. 그것은 우리가 단순히 개인의 깨달음에 머무르지 않고, 모든 이들과의 연결 속에서 깨달음을 실천하며 살아가는 삶을 가르칩니다. 우리는 서로의 삶 속에서 의존하며 살아가는 존재입니다. 홍익인간의 가르침은 이 연결성을 깨닫고, 더불어 사는 세상을 위해 살아가라는 깊은 메시지를 전달합니다.

● **인류의 집착: 집과 욕망의 본질**

　현재 세계 인류는 집에 대한 과도한 집착으로 전대미문의 위기에 휩싸이고 있습니다. 왜 인류는 이렇게도 집에 집착하는 것일까요? 우리나라에서는 아파트를 소유하기 위해 수백만 명이 투기에 몰두하고 있습니다. 중국에서도 돈이 좀 있었던 사람은 모두 집을 최소 2~3채 이상 소유하고 있다고 합니다. 그 결과 수억 명이 집에 대한 욕망으로 인해 소비역량을 상실한 채 은행 노예로 살아가고 있습니다. 지난해 가을 명절에 방문한 베이징의 외곽에는 차가 거의 다니지 않았습니다. 그 많던 사람이 다 어디 갔나 궁금할 정도였습니다.

　이러한 욕망은 인간 내면에 깊이 자리 잡은 "안주하려는 헛된 몽상(轉倒夢想)"에서 비롯됩니다. 집은 단순한 거처가 아니라, 안정과 안락을 추구하는 인간 본능의 상징입니다. 그러나 이러한 집착은 인간을 속박하고, 진정한 자유로부터 멀어지게 만드는 굴레가 됩니다.

개인은 결코 고립된 존재가 아닙니다. 개인은 집단 속에 연결되어 있고, 집단은 개인과 긴밀하게 얽혀 있습니다.

그렇다면, 나만 깨달으면 되는 것일까요? 집단의 의식성장은 나와 무관한 것일까요? 집단이 여전히 무명(無明)의 상태에 머물러 있는데, 나만 깨달음을 얻었다고 좋아할 수 있을까요?

집단은 나와 분리된 존재가 아닙니다. 나의 깨달음은 집단에 영향을 미치고, 집단의 의식성장은 나의 삶을 변화시킵니다. 역사의 피해자와 가해자가 구분되지 않는 상황에서, 어떻게 우리가 진정한 광명의 세계로 나아갈 수 있을까요?

개인의 깨달음만으로는 집단의 무명과 혼란을 치유할 수 없습니다. 모든 인간은 진공 상태에서 태어나는 것이 아니라 제도적 결박 속에서 태어나고 살아갑니다.

이러한 제도적 결박 상태에서 벗어나는 방법은 없는 것일까요? 어떻게 해야 대중들이 모두 진정한 광명의 세상을 살아갈 수 있을까요? 단순히 이를 방치하는 것이 옳은 것일까요?

● **진정한 광명 세상으로 나아가는 길**

대답은 명확합니다. 우리는 집단의 문제를 개인의 문제로 치부해서는 안 되며, 개인의 깨달음이 집단의 변화를 이끄는 역할을 해야 합니다.

대중이 광명 세상을 살아가기 위해서는, 개인과 집단의 상호 연결성과 영향력을 깨닫는 것이 중요합니다. 이는 단순히 물질적 풍요를 넘어, 의식의 진화를 함께 이루어 나가는 과정이어야 합니다.

집이라는 욕망에 대한 집착에서 벗어나 인간 본연의 자유를 찾는 것이 중요합니다. 역사의 상처와 제도의 결박에서 벗어나기 위한 대안을 모색해야 합니다. 제도적 결박은 전생 또는 현생의 카르마의 결과입니다. 이러한 결박에서 벗어나기 위해서는 천지인 수행이 필수적입니다.

나만의 깨달음에 만족하지 않고, 집단의 성장을 도모해야 합니다. 우리는 함께 연결된 존재입니다. 따라서 개인의 깨달음은 집단의 성장으로 이어져야 하며, 집단의 성장은 다시 개인의 자유와 행복을 보장하는 선순환을 만들어야 합니다. 이것이 진정한 광명 세상으로 나아가는 길입니다.

감로법
: 불멸과 해탈로 이끄는 법문

감로법은 불멸과 해탈의 법문입니다. 관세음보살님의 호리병에 담긴 감로수(甘露水)는 중생들에게 주는 청정한 생명수입니다. 명상을 통해, 혀에서 솟구치는 감로수는 마음의 갈증을 해소하는 신비로운 경험을 선사합니다.

명상 중 느껴지는 감로의 맛은 혀끝에서 솟아오르는 청정한 침샘의 달콤함으로 표현됩니다. 이는 명상이 잘 이루어지고 있다는 명확한 증거입니다. 명상 수련이 깊어지면, 수승화강(水昇火降)이 이루어집니다. 즉 신장의 물기운은 위로 오르고, 머리의 화기는 단전으로 내려갑니다. 침이 솟구치는 경험은 신장의 기운이 상승하고, 신장이 개선되고 있다는 확실한 증거이기도 합니다.

● 몸의 정화: 독가스의 배출

호흡 명상의 초기에, 20여 일 동안 몸 안의 독가스가 수시로 배출되었습니다. 특히, 방귀가 30초 이상 계속 빠져나가는 경우가 자주 있었습니다. 방귀가 빠져나가는 순간, 속이 시원해지는 느낌을 명확히 경험했습니다.

몸의 정화 과정에서, 몸 안에 쌓였던 독가스가 자연스럽게 방귀로 배출되기 시작한 것입니다. 젊은 시기에는 피부호흡 등을 통해 불순물이 자연스럽게 배출되지만, 50~60대에 접어들면 피부호흡이 원활하지 않아 몸 안에 가스가 쌓이고 복압이 높아지는 현상이 발생합니다. 나의 배가 마치 임신 4개월의 임산부처럼 부풀어 오른 것은, 아랫배에 독가스가 가득 차 복압이 높아졌기 때문입니다

따라서, 방귀를 통해 독가스가 배출되는 것은 몸의 정화가 이루어지고 있다는 긍정적인 신호입니다. 방귀를 뀌는 것을 부끄럽게 여길 필요는 없습니다. 이는 몸이 자연스럽게 해방되고 있는 과정이며, 명상이 몸과 마음의 깊은 정화를 이루고 있다는 증거입니다.

명상을 통해, 몸 안에 쌓인 독소가 빠져나가고, 결과적으로 몸과 마음이 건강한 상태로 회복되고 있음을 체감할 수 있습니다. 몸이 보내는 신호를 경청하고, 이를 긍정적으로 받아들여야 합니다. 이것이 진정한 치유와 깨달음으로 가는 길입니다.

● **아랫배가 들어가기 시작하다**

아랫배가 하루가 다르게 들어가기 시작했습니다. 그 과정에서 체중 감량도 자연스럽게 이루어졌습니다. 수많은 다이어트 방법이 난무하는 시대지만, 100일 이내에 20kg 이상 감량하는 것이 가능하다는 사실을 체험했습니다.

나의 체중은 본격적인 수련을 시작하기 전인 2023년 9월 당시 84kg에 달했습니다. 그런데 약 1년이 지난 2024년 9월 현재, 체중이 60kg으로 줄어들었습니다. 2025년 초부터 6월까지는 58kg을 유지

하고 있습니다. 본격적으로 다이어트와 천지인 수행을 한 것은 2024년 5월부터였으니 사실 4개월도 지나지 않은 시점에 무려 24kg의 체중 감량, 특히 뱃살이 완전히 빠져나가는 놀라운 결과를 얻은 것입니다.

더욱 신기한 것은, 그동안 임신 4개월의 임산부처럼 부풀어 올랐던 아랫배가 완전히 사라졌고, 배꼽 위로 한일자(一) 모양의 주름이 생겼다는 점입니다. 이 변화는 말 그대로 신통하고 경이롭기만 합니다.

평생을 살아오면서 아랫배는 꾸준히 부풀어 올라왔습니다. 그래서 이것은 영원히 없어지지 않을 것이라고 굳게 믿어 왔습니다. 그러나 불과 몇 개월 만에 아랫배가 쏙 들어가고 복압이 없어졌습니다. 저절로 감탄사가 나오고, 몸의 기적이 신기하게만 여겨졌습니다. 목욕탕에 갈 때마다 거대한 아랫배가 부끄러웠던 기억이 떠오릅니다. 하지만 이제 배가 쏙 들어가면서, 스스로에게 작은 자부심을 느낄 수 있게 되었습니다.

저울 위에 올라 58~60kg을 가리키는 숫자를 볼 때마다, 가슴속에서 쾌재가 터져 나왔습니다. 과거의 부끄러움은 사라지고, 스스로의 변화를 자랑스럽게 받아들이게 되었습니다.

● **고혈압이 안정화되다**

명상 수련을 통해 중단전과 하단전을 활용해 몸 전체를 에너지로 정화하자, 혈액의 흐름이 크게 개선되었습니다. 병원에서 혈압을 체크해 보니, 약을 먹고도 160~170㎜Hg를 넘나들던 혈압이 이제는 약을 먹지 않고도 110~120㎜Hg로 안정되었습니다.

고지혈증도 매우 크게 개선되었습니다. 혈액의 끈적거림이 사라져 혈행이 아주 좋아졌습니다. 혈행이 개선됨과 동시에 몸이 항상 무겁고 피곤했던 증상도 사라졌습니다. 앉아서 집중하는 것도 이전보다 훨씬 쉬워졌습니다. 예전에는 머리가 깨질 듯한 두통에 시달렸지만, 이제는 머리가 맑아지고 가벼워져, 자유롭게 생각할 수 있을 정도로 정신이 맑아졌습니다.

이 변화는 단순한 육체적 개선을 넘어, 삶의 전반적인 질을 높이는 경험이 되었습니다.

명상의 본질과
부처님의 가르침에 대한 큰 자각

명상이란, 아무도 없는 한가하고 고요한 공간에서 몸과 마음을 바르게 하여 가부좌하고 수련하는 것을 말합니다. 부처님께서는 수행자들에게 코끝에서부터 하단전 또는 발끝까지 이어지는 숨의 흐름을 바라보라고 가르치셨습니다. 이 과정을 통해 큰 과보를 성취하고 감로의 맛을 얻게 되리라고 하셨습니다.

명상 중, 나는 항상 부처님의 마지막 가르침인 "자등명(自燈明) 자귀의(自歸依), 법등명(法燈明) 법귀의(法歸依), 제행무상(諸行無常), 불방일정진(不放逸精進)"을 떠올립니다.

"오로지 자신의 마음속에 불을 밝히고, 스스로에게 의지하라."
"법의 불을 밝히고, 법에 의지하라."
"세상만사는 한순간도 멈추지 않고 쉼 없이 변화한다. 하루도 쉬지 말고 정진하라."

이 가르침을 마음에 새기고 명상할 때, 부처님을 친견할 수 있는 경험을 할 수 있습니다. 내 마음속 텅 빈 공간이 황금빛 우주로 변화하고, 그 안에 우주 꽃이 피어나는 순간 부처님으로 변화합니다. 처음에는 그 장면이 짧은 순간에 사라지지만, 점차 더 선명하고, 맑은 거울처럼 밝은 황금빛 부처님이 나타나 오래 머물다 가십니다.

● **마하, 마음의 청정**

관세음보살님도 명상 중에 찾아오십니다. 특별히 마음속에 존경하는 부처님이 있으면 법당에 가서 그 부처님 또는 보살님의 자태, 얼굴을 보고 또 보아 마음속에 복사하시기 바랍니다. 그러면 바로 그 부처님이 찾아오십니다.

반야심경의 "마하(摩訶)"를 떠올리며 드넓은 우주를 연상하면, 내 마음은 점차 맑아지고, 황금빛은 더 밝고 눈부신 황금꽃으로 변해 나타납니다. 이 경험은 내 마음이 점차 닦여 가며 청정해지고 있다는 증거입니다.

● **불방일정진, 끝없는 정진**

명상 중에 "이제 내가 깨달음을 얻은 것인가?" 하는 자만심이 들 수도 있습니다. 그러나 이때 부처님의 가르침인 "불방일정진"을 떠올리며, 아직 갈 길이 멀구나 하고 스스로를 격려합니다. 마음 닦음은 평생을 이어 가야 할 과정이며, 깨달음이란 한순간에 이루어지고 끝나는 것이 아닙니다. 수행은 지속적인 과정으로, 점차 더 높은 차원으로 상승해 나가는 여정입니다.

무엇인가를 성취했다고 만족하거나 자만하는 것은 큰 잘못입니다. 더 높은 목표를 세우고, 우주의 에너지를 받아들여 이를 다시 이루어 나가야 합니다. 이는 마치 시시포스의 신화처럼, 산 정상 위로 돌을 밀어 올리면 다시 돌이 산 아래로 굴러 내려가는 과정과 같습니다. 그러면 다시 그곳으로 내려가 또 다른 봉우리를 향해 돌을 밀어 올려야 합니다. 이것이 바로 인간의 삶입니다.

끝없는 정진이야말로 인간이 일구어 나가야 할 인생의 여정입니다. 이 여정 속에서 우리는 끊임없이 성장하고, 더 높은 깨달음으로 나아갑니다.

인생과 공(空)의
진정한 의미

　인생은 끊임없이 변화하는 과정 속에서 존재합니다. 그러므로 현재 내가 육체를 갖고 살아가는 것에 감사해야 합니다. 몸이 있기에 더 많은 것을 깨달을 수 있고, 내 영혼의 수준을 꾸준히 향상시킬 수 있는 기회를 얻는 것입니다. 사람의 몸을 받아 태어난 이 기회를 수만 겁 동안 쌓인 업장을 해소할 수 있는 절호의 기회로 삼아야 합니다.

　인간을 포함한 물질세계는 공 상태로 존재합니다. 허공의 텅 빈 공간이 바로 우주의 본체입니다. 여기서 공은 무엇일까요? 부처님께서는 결코 공(空)을 허무로 이야기하신 적이 없습니다. 공은 우주의 허공 속에 존재하는 보이지 않는 기운, 즉 빛 에너지를 의미합니다.

● **현상계는 공이고, 공이 곧 현상계다**

　공을 지나치게 관념적으로 해석하여 "아무것도 없다"고 생각하는 것은 부처님의 법을 제대로 이해하지 못한 헛된 망상입니다. 공은 단순한 허무가 아니라 에너지를 말합니다. 반야심경에서 부처님께서는 "현상계는 공이고, 공이 곧 현상계다."라고 가르치셨습니다.

　"색즉시공(色卽是空), 공즉시색(空卽是色)"이라는 말씀에서 "색"은 내 몸을 포함한 삼라만상 우주를 가리킵니다. 이 모든 것이 공이라는 것은 결국 모든 것이 기운, 즉 빛 에너지로 이루어져 있다는 뜻입니다.

그래서 관자재보살께서 깊은 반야바라밀다, 즉 깊은 삼매에 드신 후 지혜 마음 수행을 행하실 때, 오온(五蘊: 물질계와 정신계), 즉 내 몸과 우주의 삼라만상 현상계, 그리고 내 마음의 정신계가 모두 빛 에너지로 충만하다는 것을 보셨습니다. 그리고 그것을 꾸준히 닦아 가며 수행한 끝에, 결국 일체의 고통과 재앙에서 벗어나셨습니다.

따라서 공은 단순히 '없음'이 아니라, 모든 것이 이루어지고 변화하는 근본 에너지입니다. 이 에너지는 무한한 가능성을 나타내는 것이기도 합니다. 우리는 이 공의 본질을 올바르게 이해하고, 부처님의 가르침대로 정진하며 살아갈 때, 삶과 우주 속에서 참된 평화와 깨달음을 얻을 수 있습니다.

● **온 우주와 내 마음자리가 모두 빛 에너지**

연기법이든 인과법이든, 모든 법은 본래 공의 형태, 즉 기(氣) 또는 빛 에너지의 형태로 존재합니다. 이러한 허공의 기, 즉 빛 에너지는 생겨나는 것도, 사라지는 것도 아닙니다. 명상을 통해 우리는 온 우주와 내 마음자리가 모두 빛 에너지로 이루어져 있음을 경험하게 됩니다. 이것을 바르게 보는 것이 바로 팔정도의 정견(正見)입니다. 따라서 공을 아무것도 없는 것으로 여기는 사람은 정견을 가진 것으로 볼 수 없습니다.

● **공의 본질과 에너지의 법칙**

공의 본질은 순환하는 에너지입니다. 그래서 공 에너지는 더럽지도, 깨끗하지도 않습니다. 에너지는 모든 생명체를 위한 것이기 때문입니다. 누군가에게 더럽게 여겨질 수 있는 에너지도 다른 생명체에게는 필수적이고 깨끗한 에너지가 됩니다.

예를 들어, 사람이 먹는 음식이나 물은 처음에는 더러운 것으로 보일 수 있으나, 우리는 그것을 깨끗하다고 생각하며 섭취합니다. 그리고 배설하게 되면 그것을 더럽다고 여깁니다. 하지만 자연계의 생명체들은 그 배설물을 다시 먹고 분해해 나무나 다른 생명체에게 필요한 깨끗한 에너지로 바꿉니다. 이처럼, 에너지는 형태를 바꾸어 가며 순환합니다.

에너지는 늘어나지도, 줄어들지도 않습니다. 에너지 불변의 법칙은 바로 이를 가리키는 말입니다. 이러한 에너지의 속성은 지구 흙의 양이나 우주에 가득한 에너지가 본질적으로 불변임을 보여 줍니다. 수소 두 개와 산소 하나가 결합해 물이 되고, 물이 열을 받으면 기체가 되고, 기온이 내려가면 얼음으로 변화합니다. 이러한 에너지의 형태 변화는 양의 질적 변화 과정을 보여 줍니다.

● **깨달음, 고차원의 단계로 나아가는 여정의 시작**

수련 또한 마찬가지입니다. 처음에는 점진적인 점수(漸修)를 통해 실력을 쌓아 가고, 어느 순간 돈오(頓悟)라는 도약의 순간에 도달합니다. 예컨대 물이 99도에서는 여전히 액체로 존재하지만, 단 1도가 더해져 100도가 되는 순간 기체로 변화하는 것처럼, 수련 역시 점진적 과정이 임계점에 도달했을 때 큰 깨달음으로 전환됩니다.

그러나 깨달음은 한 번으로 끝나는 것이 아닙니다. 깨달음은 보다 고차원의 새로운 단계로 나아가는 여정의 시작일 뿐입니다. 깨달음은 과정인 것입니다. 한 번의 깨달음으로 모든 것에 도통하고 모든 공부가 끝났다는 것을 의미하지는 않습니다. 오히려 그것은 끊임없이 정진해야 할 새로운 출발점을 나타냅니다.

항상 겸손한 자세로, 우주의 기운을 받아들이는 마음을 더욱 광대하고 따뜻하게 유지하고 강화해야 합니다. 깨달음은 멈추는 지점이 아니라 끊임없이 진화하고 확장해 나가는 과정입니다. 우리는 그 여정 속에서 더 깊은 이해와 더 높은 차원으로 나아가야 합니다.

내가 곧 부처이며,
우주와 하나임을 깨닫다

우리 모두는 전체에서 분리된 개체이지만, 전체의 속성을 부여받고 태어난 존재입니다. 즉, 우리는 전 우주를 바라볼 수 있는 전체의 속성을 지니고 있습니다. 내 마음이 곧 부처라는 뜻입니다.

나는 하잘것없는 존재가 아니라, 전 우주를 떠받치는 소중한 존재입니다. 내 몸은 내가 온 우주로 나아가는 매개체이며, 항상 감사한 마음으로 몸을 관리하고 마음을 가꿔야 할 이유가 바로 여기에 있습니다.

● **명상 수행과 참선, 몸과 마음의 정화**

명상 수행과 참선은 몸과 마음을 닦는 가장 중요한 방편입니다. 눈을 감고 자신이 가장 좋아하는 명상음악을 들으며, 조용히 자신의 호흡에 집중하면 온 우주와 소통하는 길이 열립니다.

명상 중에 번뇌가 일어나면 애써 없애려 하지 말고 그대로 두며 관조하십시오. 진흙탕물이 고요한 하류로 내려오며 점차 침전되듯, 마음의 번뇌도 흐르도록 내버려 두면 서서히 사라집니다. 마음이 고요해지면 번뇌는 저절로 사라집니다.

이때 의식을 하단전에 두고 자신의 행업을 되새겨 보십시오. 억

울함도, 분노도, 온갖 스트레스도 있는 그대로 지켜보며 물어보십시오.

"나는 무슨 잘못을 했는가?"

"무엇이 나를 이렇게 만들었는가?"

스스로 되새기다 보면 절로 눈물이 납니다. 느끼는 그대로 마음껏 울어 보세요. 그 눈물은 맺힌 가슴을 뚫어 주고, 마음을 정화해 줍니다.

● **명상의 깊이를 더해 주는 질문들**

명상을 더 오래 하고, 더 깊이 이르기 위해서는 화두를 잡는 것이 중요합니다. 처음에는 앉아 있는 것 자체가 고역일 수 있습니다. 그러나 자신만의 화두를 들고 깊은 정사유를 하면 명상이 훨씬 깊어질 수 있습니다. 예를 들어, 이런 질문들을 던져 보십시오.

"나는 누구인가?"

"나는 지금까지 어떻게 살아왔는가?"

"나는 어디로 가는가?"

"우주의 제1원인은 무엇인가?"

이러한 질문들은 우주와 나를 연결해 주며, 명상의 깊이를 더해 줍니다. 인간은 숙명적 한계를 갖고 지구에 태어났습니다. 이것을 불교에서는 '고(苦)'라고 부릅니다. 우리는 원하지 않았음에도 태어나고, 늙고, 병들며, 죽음을 맞이합니다.

이 과정은 현생의 내가 선택하지 않은 것처럼 보이지만, 사실은 나의 영혼이 이미 선택한 과정입니다. 우리는 이 속에서 영혼을 성장시키고, 우주를 변화시키기 위해 살아가는 것입니다. 우주는 육체를 가진 사람을 필요로 합니다. 우주 스스로를 느끼고, 그것에 감사하는 존재가 필요하기 때문입니다. 그래서 우주는 항상 우리를 인도하고 있습니다.

● **내 안의 부처를 발견하다**

나는 명상 중 내 안의 부처를 발견하였고, 이러한 깨달음을 통해 나의 삶을 근본적으로 변화시킬 수 있었습니다. "내가 곧 부처다." 이 깨달음을 통해, 나는 우주와 연결된 존재로서 내 몸과 마음을 정성껏 가꾸어야 할 이유를 알게 됩니다. 내 삶의 목적은 단순히 생존이 아니라, 우주의 일원이 되어 나와 세상을 함께 변화시키는 것입니다.

고요한 마음으로, 스스로를 돌아보며 명상과 수행을 이어 가십시오. 그 과정에서 당신은 온 우주와 소통하며, 보다 높은 깨달음의 경지로 나아가게 될 것입니다.

분노나 스트레스를
진압하는 방법

● **분노와 스트레스의 불길이 타오를 때**

때로 우리 마음속에서 분노와 극도의 스트레스가 불처럼 타오르곤 합니다. 분노는 의도적이거나 악의적으로 나와 가족, 혹은 공동체를 해하려 했다고 느끼는 데서 비롯됩니다. 이러한 상황에서 분노의 불길이 마음속에서 걷잡을 수 없이 치솟습니다. 상대가 눈앞에 있다면 폭발할 것 같은 충동이 생기고, 이는 내 마음을 황폐하게 만듭니다.

상대를 해치기 전에 내 마음이 먼저 그 상태로 빠져듭니다. 내가 분노로 죽음의 지경으로 빠져야 상대에게도 나의 분노의 기운을 전달할 수 있습니다. 분노는 결국 나를 먼저 파괴하며, 나의 정신과 몸을 죽음에 가까운 상태로 몰아넣습니다. 분노는 결코 상대를 파괴하지 않습니다. 분노의 끝은 나 자신을 해치는 죽음일 뿐입니다.

● **분노를 알아차리기**

분노의 감정이 일어나면 이를 즉각 알아차립니다. "아, 내가 분노를 일으키고 있구나. 이 감정은 나를 괴롭히고 있는 것이지, 상대가 아니다."라고 자각합니다. 분노는 내 안에서만 작동하며, 그것을 행동으로 옮기기 전까지 외부에서는 아무도 이 감정을 알아채지 못합니다. 묻지 마 살인과 같은 비극이나 충동적 행동은 분노의 상태를 알아차리지 못해 발생하는 것입니다.

따라서 내 마음의 상태를 순간적으로 알아채는 훈련을 하는 것이 중요합니다. 이때 분노를 억누르려 하지 말고, 그것이 점점 거세지는 과정을 잠시 관찰합니다. 욱하는 마음이 행동으로 치달으려 할 때도 "지금 이런 감정이 일어나고 있구나."라고 바라보는 것이 중요합니다.

● **마음의 의지처를 떠올리기**

분노가 치밀어 오를 때는 신속하게 자신이 의지하거나 사랑하는 대상을 떠올립니다. 평소에 이러한 의지처를 만들어 두는 것이 중요합니다. 부처님의 가르침에 귀의하거나, 원수를 사랑하라는 예수님의 마음을 간직하는 것이 필요합니다. 마음이 급할 때 의지처를 불러내야 하기 때문입니다.

부처님의 우주 마음속으로 들어갑니다. 아니면 원수를 사랑하라고 한 예수님의 마음으로 내 마음을 바꿉니다. 또는 사랑스러운 내 가족, 아기, 아내, 내 어머니, 반려동물 등 평소에 가장 사랑하고 눈물지었던 분들을 마음속으로 소환합니다. 이를 분노의 마음과 바꿉니다. 분노의 감정이 순식간에 중화되어 누그러집니다. 이러한 대상들은 분노의 에너지를 사랑으로 바꾸는 힘이 있습니다.

● **평화를 받아들이다**

　분노가 진압되면, 마음에 평화가 찾아옵니다. 우주의 마음처럼 넓고 깊은 포용의 상태로 마음을 전환합니다. 이 상태에서 마음이 텅 비게 되며, 온 우주의 빛 에너지가 마음을 가득 채우기 시작합니다. 내가 우주이고, 우주가 나라는 감각이 들며, 깊은 평온 속에서 깨달음의 길로 나아갈 수 있습니다. 이러한 상태를 반복적으로 훈련하면 마음의 평화를 유지하며, 더 높은 의식의 상태로 나아갈 수 있습니다. 꾸준한 실천을 통해 분노의 굴레를 벗어나고, 마음의 평화를 정착시킬 수 있습니다.

고통을 벗어나기 위한
수행과 명상의 과정

　　인간의 삶은 고통의 연속입니다. 이러한 고통에서 벗어나기 위해 우리는 수행을 하는 것입니다. 인생 자체가 하나의 수련 과정입니다. 단지 일주일 동안 죄를 짓고 하루만 기도한다고 해서 모든 업장이 소멸되는 것은 아닙니다. 업은 반드시 결과를 만들어 냅니다. 업의 결과인 과보를 매일, 매 순간 줄여 나가겠다는 마음으로 살아가야 하며, 매일 명상과 수련을 통해 스스로의 마음을 닦아야 합니다.
　　명상 중에는 입가에 옅은 미소를 짓도록 합니다. 삼매 속으로 깊이 들어가면 저절로 입가 근육이 떨리고, 이가 얼얼해지는 것을 느끼게 됩니다. 혀끝에서는 침샘이 터지며 감로수가 솟아오릅니다. 물의 기운은 등 뒤 신장을 통해 머리로 올라가고, 불의 기운은 단전 아래로 내려가는 수승화강의 흐름이 발생합니다.
　　이러한 기운의 흐름에 몸을 내맡기며, 평소 하단전을 부지런히 강화하도록 해야 합니다. 명상이 깊어지면 감당하기 어려울 정도의 강한 기운이 내려오기 때문입니다. 특히 명상 시에 상기되지 않도록 항상 하단전에 의식을 집중하도록 해야 합니다.

● **우주의 에너지를 체험하다**

명상 중에는 온갖 기기묘묘한 우주의 에너지가 천변만화하는 모습을 보게 됩니다. 이때 보는 것은 눈이 아니라 마음의 눈, 즉 심안(心眼)입니다. 우주의 황금빛 에너지가 우주꽃으로 변화하고, 그 꽃의 수술까지도 선명하게 드러납니다. 뻘겋고 하얀 꽃 수술은 눈이 부실 정도로 화려합니다. 이러한 경험이 반복되면 명상이 끝난 후 마치 눈에 안개가 낀 것처럼 느껴질 수 있는데, 이는 특별히 나쁜 증상이 아니므로 걱정하지 않아도 됩니다.

부처님의 광명, 온 우주의 빛 에너지가 정수리를 통해 가슴, 그리고 하단전으로 내려오면 그것이 온몸을 타고 발끝까지 흘러가도록 느껴 봅니다. 입가에 엷은 미소를 띠면 더 강한 기운이 내려오는 것을 체험할 수 있습니다. 미소는 우주의 에너지를 더욱 풍요롭게 하는 매개체입니다. 항상 미소를 잃지 않도록 하십시오.

명상 중에는 혀에서 솟아오르는 감로수가 입안에 고이게 됩니다. 이 감로를 삼키면 우주의 기운이 몸 안에 축적됩니다. 수련이 진전될수록 감로의 맛과 양이 증가합니다. 당뇨 증상 중 하나인 소갈증(목마름)도 사라지게 됩니다. 이는 몸의 순환이 원활해지고, 갈증을 유발하던 체내 불균형이 해소되기 때문입니다.

명상은 단순히 고요히 앉아 있는 행위가 아니라, 우주의 에너지와 소통하며 내면을 치유하는 과정입니다. 이 과정을 통해 몸과 마음의 균형을 이루고, 스스로를 치유하며, 더 높은 차원의 깨달음으로 나아갈 수 있습니다.

● 인간의 본질과 숙명적 과제

인간은 진공 상태가 아니라 업(業)을 가지고, 사회의 제도적 관계 속에서 태어납니다. 따라서 모든 인간이 동일한 기초 위에서 삶을 시작하는 것은 아닙니다. 불평등한 구조와 숙명적 상황은 우리의 의식이 선택한 결과입니다. 내가 이 생을 통해 밝은 지혜를 쌓고 깨달음을 얻을 것인지, 아니면 물질적 안락 속에서 타락할 것인지를 스스로 결정하는 것입니다. 물질적 부와 안락함은 영혼의 감옥이며, 영혼의 몰락으로 가는 지름길이 될 수 있습니다.

인간은 변화하는 세계 속에서 안주하기 위해 태어난 것이 아닙니다. 본질적으로 끊임없이 정진하며, 영혼을 성장시키기 위해 소중한 몸을 받아 이 땅에 태어난 것입니다. 물질적 풍요와 우월적 지위는 진정한 복덕의 결과가 아니라, 오히려 윤회의 사슬에서 벗어나기 어렵게 만드는 감옥이 될 수 있습니다. 이러한 안락함은 수련과 깨달음을 방해할 수 있으므로 경계해야 합니다.

인간은 고통을 가지고 태어나는 존재입니다. 부처님이 말씀하신 고(苦), 즉 생로병사와 같은 한계상황은 인간 존재의 본질적인 과제입니다. 물질적 풍요와 안락함에 지나치게 의존하면, 수련과 깨달음의 기회를 잃을 수 있습니다. 내생의 진정한 행복을 위해, 물질적 집착에서 벗어나려는 노력이 필요합니다.

인간의 본질은 개개인의 특성에 있는 것이 아니라, 사회적 관계의 총체에 있습니다. 우리는 진공 상태에서 태어나는 것이 아니라, 사회적 관계와 제도적 결박을 안고 태어납니다. 부처님이 말씀하신 삶의 고통은 바로 이러한 숙명적 사회관계에서 비롯됩니다. 인간은 어쩔 수 없이 이러한 관계 속에서 살아가며, 이를 극복하고 깨달음을 얻기 위해 노력해야 합니다.

이와 같이 인간은 고통을 수용하며, 물질적 집착을 줄이고, 끊임없이 정진하는 존재로서 자신의 삶을 설계해야 합니다.

부처님의 마지막 가르침과
반야심경의 깨달음

부처님께서 열반에 드시기 전 제자들에게 남기신 말씀은 오늘을 살아가는 우리 모두가 하루도 잊지 말고 실천해 나가야 하는 삶의 지침이라고 할 수 있습니다. 불경의 내용을 전혀 이해하지 못해도 이 구절만 제대로 이해한다면 진정한 구도자가 될 수 있습니다.

> 자기 자신을 등불로 삼아 스스로에게 의지하라(自燈明 自歸依).
> 법의 등불을 밝게 켜고 법에 의지하라(法燈明 法歸依).
> 세상 만물은 끊임없이 변화하니(諸行無常),
> 하루도 게으르지 말고 부지런히 정진하라(不放逸精進).

이 가르침은 스스로를 비추는 빛이 되라는 것, 또한 진리를 따라 하루도 게으르지 말고 부단히 노력하라는 뜻입니다. 최고의 목표에 도달하려면 열심히 노력해야 하며, 마음의 안일함을 물리치고 수행을 게을리하지 말아야 합니다. 게으름은 기득권의 구렁텅이로 빠져드는 지름길입니다. 게으름 때문에 마귀가 찾아오고 온갖 욕망에 젖어 살게 됩니다. 그 결과 온갖 질병에 시달리게 되고 종국에는 지옥불에 빠져들게 되는 것입니다.

부지런히 정진하여 몸의 힘과 지혜의 힘을 길러라.

소리에 놀라지 않는 사자처럼,

그물에 걸리지 않는 바람처럼,

진흙에 더럽혀지지 않는 연꽃처럼,

무소의 뿔처럼 혼자서 가라.

이는 고요하고 흔들리지 않는 마음으로, 집착 없이 깨끗한 삶을 살라는 부처님의 말씀입니다.

공(空)의 초월적 관점에서 본
반야심경

반야심경은 공(空)의 초월적 관점을 통해 사물과 현상을 바라보는 지혜를 가르쳐 주고 있습니다. 공이란 무엇일까요? 아무것도 없는 빈 허공일까요? 무(無)는 없는 것을 나타낼까요? 무아는 내가 없는 것일까요? 내가 없는데 무엇 때문에 인과응보를 받고 자신을 닦기 위해 정진해야 할까요?

● **공은 무이며, 초월을 의미한다**

공이나 무는 단순히 없는 것을 가리키는 것이 아닙니다. 우리가 눈으로 보는 저 텅 빈 허공에는 아무것도 없는 것이 아니라 엄청난 에너지들로 가득 차 있습니다. 눈에 안 보인다고 없는 것이 아닙니다.

더구나 공 상태는 물질계나 정신계를 초월한 것입니다. 그러므로 그것을 무라고 했습니다. 무는 없는 것이 아니라 초월한다는 의미입니다. 공의 관점에서 중요한 것은 세상 만물이 끊임없이 변화하여 고정된 실체가 없다는 것입니다. 무아는 영원불변한 내가 없다는 뜻이지, 변화 속에 존재하는 참나도 없다는 뜻이 아닙니다. 참나는 쉼 없이 변화하는 와중에 존재하는 나입니다. 내가 깊은 삼매에 들어 몸이 사라졌는데도 그 상태를 인지하는 참나가 존재하고 있었습니다.

● 삼라만상이 끝없이 변화하는 무상함을 깨달아야 한다

문제는 고정된 실체 또는 영원한 젊음, 아름다움과 같은 것은 없다는 것입니다. 그것들은 순간에만 존재하는 것입니다. 따라서 자신의 기득권과 즐거움이 계속될 것이라는 몽상에 도취해 현실에 안주한다면 파멸만이 기다리고 있을 뿐입니다. 이러한 뒤바뀐 헛된 꿈과 착각을 멀리하고 나의 참나조차 끝없이 변화한다는 사실을 제대로 이해해야 진정한 열반의 경지로 들어설 수 있습니다.

사람들은 전도된 몽상에 빠져 무리하게 빚을 내어 아파트라는 콘크리트 덩어리를 차지하기 위해 불나방처럼 달려듭니다. 빚은 마음속의 암 덩어리와 같아, 엄청난 장애물이지만, 스스로 그 장애물을 온몸으로 껴안고 살아가려 합니다. 마음에 걸림돌이 가득하니 결국 공포와 불안 속으로 빠질 수밖에 없습니다.

헛된 몽상에 빠져 아파트에 안주하려 하지만, 그들이 꿈꾸던 부유한 세상이 아니라, 빚의 지옥이 펼쳐질 뿐입니다. 후회한들 무슨 소용이 있겠습니까? 어리석은 욕망과 집착에 휘둘려 인생을 허비하고, 스스로를 깊은 구렁텅이로 내모는 것입니다. 왜 알지 못합니까? 빚은 수억 겁에 걸쳐서도 없어지지 않는다는 사실을!

모든 삼라만상이 끝없이 변화하는 무상함을 깨달아야 팔정도를 통해 깨달음의 경지에 이를 수 있는 것입니다. 세상의 집착과 착각을 멀리하면 마음이 고요해지고 궁극적 해탈에 이르게 됩니다.

● **명상의 핵심: 마음을 비우면 환희가 찬다**

　명상은 즐겁고 행복하기 위해 하는 것입니다. 명상의 핵심은 마음을 텅 비우는 데 있습니다. 마음이 온갖 생각으로 가득 차 있다면 우주의 에너지가 들어올 자리가 없게 됩니다. 하지만 마음을 비우는 순간, 온몸에 전기가 흐르는 듯한 감각이 찾아옵니다. 짜릿한 쾌감이 폭풍처럼 밀려와 환희에 젖게 되고, 머리에서도 전기가 찌릿하게 흐르며 극락의 즐거움을 느끼게 됩니다.

　팔, 다리, 가슴, 단전까지 전기가 흐르는 듯한 감각이 퍼지며, 짜릿한 쾌감이 온몸을 감싸고 환희심으로 가득 차게 됩니다. 환희심은 깊은 만족감을 주고, 동시에 진정한 행복감을 선사합니다. 명상 중에는 내가 살아온 인생이 자연스럽게 회상됩니다. 무엇이 좋았고, 무엇이 잘못되었는지 깨닫게 되면서 회개와 성찰의 마음이 들게 됩니다.

　명상 중에 감사와 사랑의 마음을 되뇌면, 폭풍처럼 밀려오는 쾌감과 행복감이 더욱 강렬해집니다. 이러한 과정은 단순한 기쁨을 넘어, 인생의 본질을 되돌아보며 진정한 평화를 느끼는 길로 이끌어 줍니다. 명상은 몸과 마음을 치유하고, 우주의 에너지를 받아들여 자신의 삶을 새롭게 하는 중요한 수행입니다.

세계보건기구(WHO)의 상징에 뱀이 등장하는 이유

명상 중에는 혀를 입천장에 대고 위아래 이를 맞닿게 합니다. 이 자세를 유지하면 혀에서 침샘이 솟아오릅니다. 침샘이 솟아오르는 것은 명상이 제대로 이루어지고 있다는 신호입니다. 침샘이 올라온다는 것은 몸 안에서 수승화강(水昇火降)이 원활히 이루어지고 있다는 것을 의미하며, 반대로 침샘이 마르면 수승화강이 제대로 작동하지 않는 상태를 나타냅니다.

당뇨 환자들이 물을 많이 마시는 이유는 혀가 마르기 때문입니다. 침이 올라오지 않으니 외부에서 물을 보충해야 하는 것입니다. 그러나 명상을 올바르게 하면 몸의 아래 단전에서부터 자연스럽게 침이 솟아올라 혀를 촉촉이 적십니다. 이 침을 모아 아랫배로 내려보내면 온몸의 순환이 더욱 활성화됩니다.

● **뱀: 치유의 상징**

세계보건기구(WHO)의 로고는 뱀이 지팡이를 타고 올라가는 형상을 하고 있습니다. 이는 고대 그리스 신화에 등장하는 의술의 신 아스클레피오스(Asklepios)와 연관이 있습니다. 전설에 따르면, 아스클레피오스는 환자를 치료하던 중 뱀이 약초를 물고 나타나자 지팡이로 뱀을 죽였습니다. 그런데 또 다른 뱀이 나타나 죽은 뱀에게 약초를 물려주자 뱀이 되살아났습니다. 이 사건 이후로 아스클레피오스는 뱀을 치유의 상징으로 숭앙하게 되었다고 합니다.

하지만 뱀이 왜 치유의 존재인지에 대한 깊은 이해는 여기에서 끝나지 않습니다. 뱀은 고대 요가와 명상에서 등 뒤 척추를 타고 올라가는 기운인 쿤달리니를 상징합니다. 뱀은 물(水)의 기운을 나타내며, 척추를 따라 머리의 정수리(백회)로 올라가는 것은 수승화강, 즉 물의 기운이 위로 상승한다는 것을 의미합니다. 명상 중 배꼽 아래 단전이 따뜻해지면 기운이 등 뒤 신장을 자극하여 차가운 파란색 물기운이 척추를 따라 위로 상승합니다.

이 물기운이 척추를 따라 올라가면 백회를 통해 들어온 태양의 불기운이 몸의 정면, 즉 임맥을 타고 가슴과 단전을 거쳐 내려오며 순환합니다. 불의 기운은 다시 신장의 수 기운을 자극하여 물기운이 등으로 올라가게 됩니다.

● **수승화강과 생명의 순환**

이 과정은 생명의 순환을 상징합니다. 수승화강이 원활히 이루어지면 몸의 균형이 잡히고, 건강을 회복하며 질병을 치유할 수 있습니다. 세계보건기구가 뱀이 지팡이를 타고 올라가는 형상을 로고로 삼은 이유는 바로 이러한 생명 순환의 원리를 상징하기 때문입니다.

따라서 명상 시 척추를 따라 뱀이나 용이 물기운을 타고 올라가는 모습을 상상하고, 머리에 태양의 불기운이 붉은 주작새 또는 봉황새

(새는 태양을 상징한다)가 되어 가슴을 거쳐 단전으로 내려오는 모습을 연상해 보십시오. 이는 몸의 순환을 촉진시키며, 수승화강을 강화하여 건강한 상태를 유지하도록 도와줍니다. 우주의 순환 원리를 몸에 구현하면 모든 질병을 치유할 수 있습니다. 수승화강이 제대로 이루어지면 누구나 건강한 삶을 누릴 수 있습니다.

빛몸인 색신 만들기와 금강살타 수행
: 몸과 의식이 바뀌어야 성불할 수 있다

성불(成佛)을 이루기 위해서는 몸과 의식이 근본적으로 변화해야 합니다. 단순히 앉아 있는 것만으로는 깨달음을 얻을 수 없습니다. 티베트 불교에서는 선정에 들어간 상태에서 명상 중에 나타나는 부처님의 빛을 내 몸으로 받아들여 본존의 몸, 즉 빛몸(色身)을 만들어야 성불할 수 있다고 주장합니다.

공(空)은 텅 빈 공간을 가리키지만, 허공이 텅 비어 아무것도 없다는 뜻은 아닙니다. 공 속에는 눈에 보이지 않지만 마음의 눈 속을 비추는 무수한 에너지 망이 존재하며, 이는 제1원인 또는 더 이상 쪼개질 수 없는 궁극적 실재를 담고 있습니다. 허공은 단순히 비어 있는 것이 아니라 모든 것을 품고 있는 에너지의 망입니다. 마음을 텅 비우고 깊은 명상에 들어가면 마음의 눈으로 황금빛 에너지망을 볼 수 있고, 온몸으로 황금빛 에너지를 느낄 수 있습니다. 텅 비어 있음 속에 황금빛 에너지가 가득 차 있습니다.

송과체가 활성화되어 제3의 눈이 열리면 황금빛 우주꽃이 피어나고, 그것이 부처님의 모습으로 변화하는 것을 마음의 눈으로 보게 됩니다. 나는 송과체가 이미 열려 명상 때마다 우주 기운과 연결되는 체험을 하게 되었습니다.

명상을 통해 깊은 선정에 들어가면 온 우주가 황금빛으로 빛나고 부처님이 찾아오는 경지를 체험할 수 있습니다. 손과 발에는 묵직한 기운이 내려와서 몸을 휘감습니다. 단전에 의식을 두고 항문을 조이면 아랫배로 기운이 가득 채워지는 것이 생생하게 느껴집니다. 이러한 상태에서 황금빛 부처님이 나타나면, 그분의 몸과 내 몸이 합일된다고 상상하며 명상하였습니다.

꾸준히 내 몸이 부처님과 합체되는 것을 느껴 봅니다. 우주와 내가 하나로 통합되는 체험을 반복할수록, 그 에너지는 점점 더 강렬하게 느껴지고, 나의 몸과 마음을 변화시킵니다. 몸과 마음을 닦아 나가면 병이 사라지고 궁극적으로 깨달음의 길로 나아갈 수 있다는 것을 알게 되었습니다.

● **우주의 본체이자 제1원인인 비로자나불의 빛을 담을 그릇 만들기**

우주의 본체는 빛입니다. 이 빛이 극도로 강렬해지면 황금빛 불상의 모습으로 현신하십니다. 빛이 극도로 빛을 발하면 궁극적으로 물질로 변화하는 것입니다. 이때 황금빛 부처님의 몸이 만들어집니다.

이 과정을 그냥 쳐다보고만 있지 말고 부처님과 내가 하나가 된다고 생각하고 부처님 몸속으로 들어가야 합니다. 그렇게 해서 내 몸이 빛으로 변화하는 과정을 매일 체험하도록 하십시오. 이는 단순한 관상에 머무는 것이 아니라 내가 그 빛과 하나가 되는 체험을 해야 한다는 것을 의미합니다.

불교는 천지인 삼신 사상에 기초한 종교입니다. 먼저, 우주 공간의 하늘에 온 우주를 관장하시는 법신인 비로자나불이 계십니다. 다음으로 비로자나불의 보신인 땅의 노사나불이 존재합니다. 그리고 비로자나불을 사람 몸으로 나타내는 화신인 석가모니불이 있습니다. 수행의 목적은 비로자나불의 빛을 받아 보신을 만들고, 내 몸 스스로를 화신으로 만드는 것입니다.

위와 같은 원리와 목적에 입각해 나는 빛몸을 만들기 시작했습니다. 나는 평소에 빛의 법신인 비로자나불님을 자주 염불했고, 비로자나불의 빛을 현현하신 분이 금강살타임을 알게 되었습니다. 금강살타께서는 우주 근본 원리이자 본체인 비로자나불의 빛을 현시하신 분입니다.

업장을 무너뜨리는 데 금강살타께서 결정적 역할을 하십니다. 금강살타 백자진언을 매일 100회 이상 암송하며 업장을 소멸시키는 수행을 이어 갔습니다. 업장은 빛을 통해 해체되며, 현생에서 몸과 마음을 가꾸고 성불하기 위해선 업장을 반드시 해소해야 합니다.

● **내 몸을 빛몸인 화신(化身)으로 만들기 위한 여정**

비로자나불님의 빛이 너무나 강렬하게 비추어 오는 가운데, 가슴속에 금강살타 부처님을 품었습니다. 이제 이 부처님을 잉태함으로써 보신(報身)을 형성해 나갔습니다. 이러한 상태에서 가슴속에 금강살타 부처님의 빛의 몸을 형성하는 수행을 몇 달째 지속하였습니다. 그리고 어느 순간 마음속에서 빛 아기가 내 마음속에서 자라다가 태어나는 상상을 했습니다. 나의 보신이 탄생하게 된 것입니다.

그리고 비로자나불님과 금강살타 보살님의 도움을 받아, 내 몸을 화신으로 변화시키는 과정에 들어섰습니다. 이러한 마음 상태에 머물렀더니, 손과 발에 엄청난 우주 기운이 내려와 거대한 기운의 기둥을 만들어 냈습니다. 이제는 굳이 지감 수련을 하지 않아도 거대한 기운 기둥이 자연스럽게 자리 잡아 서는 것을 느낍니다.

내 몸을 빛 몸인 화신(化身)으로 만들기 위한 여정은 매일의 꾸준한 수련과 믿음을 바탕으로 이루어지고 있습니다. 부처님의 빛과 하나가 되는 과정에서 몸과 마음이 건강해지고, 더 높은 깨달음으로 나아갈 수 있습니다.

비로자나불님과 금강살타 보살님의 가르침을 가슴에 품고, 매일의 수련을 통해 우주의 에너지를 내 몸과 마음에 담아내는 것을 목표로 삼아야 합니다. 매일처럼 그 빛이 내 몸을 감싸고, 온 우주와 연결된 황금빛의 환희를 느끼며, 진정한 평화와 건강으로 나아가는 길을 걸어갔습니다.

● **하늘에서도 우주 인재를 키우고 계십니다**

비로자나불님은 우주의 섭리를 관장할 우주 인재를 키우기 위해 인간에게 고통과 역경을 주십니다. 이러한 고난과 시련의 바다를 건너 온전히 수행하는 사람만이 우주 인재로 선택받는 것입니다.

맹자는 《고자장구》에서 이렇게 말했습니다.

"하늘이 장차 어떤 사람에게 큰 임무를 내리려고 할 때에는 반드시 먼저 그 마음을 괴롭히고, 근육과 뼈를 수고롭게 하며, 몸과 피부를 굶주리게 하고, 삶을 궁핍하게 합니다. 그가 하는 일을 어지럽히고 뜻대로 되지 않게 하여, 그렇게 함으로써 마음을 다잡고 참을성을 길러 불가능을 가능케 하는 힘을 더하게 합니다."

"사람은 항상 잘못을 경험한 후에야 비로소 고칠 수 있고, 마음이 곤경 속에 빠져 수많은 염려와 대책을 세운 뒤에야 다시 일어날 수 있습니다. 낯빛에 결의가 서고 목소리가 결연해진 이후에야 깨달음에 이르게 됩니다. 안으로 법도를 세우는 가문이나 보필할 선비가 없고, 밖으로 대적하는 적국과 외부의 환난이 없는 나라는 결국 멸망할 것입니다. 근심과 걱정 속에서는 살 수 있지만, 안락함 속에서는 죽게 된다는 것을 명심해야 합니다."

사람이 사람으로 태어날 수 있는 확률은 얼마나 될까요? 이는 마치 천 년을 사는 바다거북이 100년에 한 번 바다 위로 고개를 내밀었을 때, 그 순간 지나가던 뗏목의 구멍에 정확히 걸려드는 확률과도 같습니다. 사람의 몸을 얻은 지금이 바로 수행을 통해 우주 인재로 성장할 수 있는 절호의 기회임을 잊지 말아야 합니다.

빛몸 만들기를 위한
몸의 준비

● **명상 전에 반드시 속을 비워야 합니다**

명상 시작 1시간 전에는 어떤 음식도 섭취하지 않는 것이 좋으며, 물조차도 가능하면 마시지 않는 것이 바람직합니다. 배가 고프거나 목이 마르다면 명상이 끝난 후에 섭취하면 됩니다. 속이 완전히 비어 있을수록 몸과 마음은 더욱 맑고 투명한 에너지를 크게 받아들일 수 있습니다. 마음도 비워야 합니다. 그렇게 하면 온몸과 마음에 빛의 기운이 가득 차오릅니다.

속에 음식물이 남아 소화되지 않은 상태에서 명상을 하면 속 쓰림과 같은 불편함이 찾아옵니다. 거대한 에너지가 들어오는 과정에서 아랫배에 메스꺼움이 더해져 에너지의 순환이 방해받을 수 있습니다.

한편, 냉장고에 사 둔 토마토, 야채, 삶은 계란은 10일이 지나도 다 먹지 못하는 경우가 많았습니다. 산속 깊숙이 들어와서 살다 보니 예전에는 마트를 한 번 가면 카트에 한가득 채워 장을 보곤 했습니다. 음식을 미리 사서 냉장고에 비축했던 것입니다. 그런데 이제는 그 음식들을 다 먹지 못할 만큼 식욕이 현저히 줄어들었습니다. 수련이 깊어질수록 식욕이 점점 줄어든다는 새로운 사실도 알게 되었습니다.

　처음에는 이러한 변화가 어색하게 느껴졌습니다. 배가 가득 차야 명상에 더 집중할 수 있을 것이라 생각했기 때문입니다. 그러나 그 반대였습니다. 속이 가득 차면 에너지를 채울 공간이 줄어들 뿐 아니라, 음식물을 소화하기 위해 몸속의 세포들이 고생하게 됩니다. 이는 내 몸 안의 "중생"들을 고통스럽게 하는 일이 될 수 있습니다. 그래서 명상 전에는 반드시 몸을 비워 두는 것이 중요합니다.

　얼마 전 마트에 갔을 때, 살 만한 물건이 거의 없다는 것을 깨달았습니다. 술 코너, 고기 코너, 생선 코너를 지나면서도 전혀 손이 가지 않았습니다. 반찬 코너도 그냥 지나쳤고, 결국 과일과 야채 코너에서만 몇 가지를 골랐습니다.

　탄수화물을 먹지 않고도 생활할 수 있다는 사실이 처음에는 믿기지 않았지만, 이제는 탄수화물을 거의 섭취하지 않는 날이 많아졌습니다. 몸과 마음이 가벼워지고 에너지가 풍부해지는 변화를 경험하면서, 식욕에서 자유로워지는 것이 얼마나 중요한지 깨닫게 되었습니다.

● **명상 전 스트레칭을 충분히 해야 합니다**

　명상 중에는 감당하기 어려울 만큼 강렬한 빛의 기운이 들어옵니다. 그러나 오래 앉아 있으면 허리 통증이 찾아올 수 있습니다. 이를 예방하려면 명상에 들어가기 전에 충분히 스트레칭을 하여 몸을 준비해야 합니다. 스트레칭은 빛의 기운을 오랜 시간 동안 원활하게 받아들일 수 있도록 몸의 유연성과 편안함을 유지하는 데 도움을 줍니다. 특히 나이가 들수록 몸이 굳어지기 쉽기 때문에 스트레칭을 소홀히 하지 말고 꾸준히 실천해야 합니다.

● 명상 수행 중에는 항상 단전 아래에 의식을 두어야 합니다

처음 눈을 감고 어둠 속에 머무르다 보면, 빛이 서서히 들어오는 순간을 맞이하게 됩니다. 견성(見性)의 상태에 이르면 약 5분 후, 밝고 선명한 황금빛이 우주 공간에서 눈부시게 빛나며 백회를 통해 몸 안으로 흘러들어오는 것을 느낄 수 있습니다.

이때 의식을 단전에 두고, 양다리로 빛의 기둥이 뻗어 나가는 감각을 온전히 체험해 보십시오. 명상 초보자는 빛을 보기 어렵기 때문에 더욱 열심히 수련하여 상단전이 열릴 수 있도록 정진해야 합니다. 조급한 마음을 버려야 합니다. 사람에 따라 다른데, 어떤 사람은 며칠 만에도 가능하지만 다른 사람은 몇 년이 걸릴 수도 있습니다.

● 부처님을 마음속으로 관상합니다

평소 부처님의 모습을 자주 보고 또 바라보면, 그 모습이 실제처럼 생생하고 입체적으로 떠오르게 됩니다. 여러 부처님 중 자신이 가장 좋아하는 부처님의 형상을 떠올리며, 그분이 황금빛으로 반짝이며 찾아오시는 모습을 상상합니다. 처음에는 부처님의 형상을 떠올리기가 어렵지만, 꾸준히 수행하다 보면 부처님께서 우주 공간 한가운데 오래도록 머무르시는 모습을 자연스럽게 느낄 수 있습니다.

이 과정에서도 조바심을 내면 안 됩니다. 시간이 오래 소요될 수 있다는 점을 명심해야 합니다.

● **내 몸을 빛의 형상으로 나타나는 부처님과 하나가 되게 합니다**

생기차제를 통해 금강살타 보살님의 빛나는 형상을 가슴속에 품고, 이를 원만차제를 통해 온전히 탄생시킵니다. 이 과정이 반드시 1년이라는 시간을 필요로 하는 것은 아닙니다. 수행자의 정성과 근기에 따라 그 시간은 더 길어질 수도 있고, 더 짧아질 수도 있습니다.

비로자나불님의 강렬하고 거대한 빛의 기운은 항상 충만하며, 그 에너지는 때로 감당하기 어려울 정도로 압도적입니다. 이러한 빛의 기운을 통해 순간적으로 성불에 이를 수도 있다는 느낌이 들기도 합니다. 그러나 깨달음은 과정이므로 자만심을 버려야 합니다.

● **원만차제를 통해 금강살타를 탄생시키고, 그 아기의 탄생을 마음속에서 확인합니다**

이는 내면에서 일어나는 일이므로 오직 자신만이 그 과정을 느낄 수 있습니다. 매일 꾸준히 수련하며 아기를 빛의 기운으로 양육해 성인이 되도록 성장시킵니다. 성인이 된 금강살타 보신과 합일하여 스스로 화신이 될 수 있도록 정성껏 몸과 마음을 닦아 나가야 합니다.

● **수련은 매일 같은 시간에, 하루도 빠지지 않고 꾸준히 해야 합니다**

규칙성이 우주 물질세계의 법칙이므로, 한 번에 오래 하는 것보다 매일 정해진 시간을 지키는 것이 더 효과적입니다. 이를 통해 빛 기운의 세기가 더욱 강해집니다.

수련 중에 우주의 빛 또는 빛기둥이 보이거나, 손바닥 위에 강렬한 에너지 기둥이 세워지는 것을 느낀다면, 단전에 의식을 집중해 그 에너지를 몸에 축적하도록 합니다. 빛이 보인다고 해서 자신이 깨달았다고 생각하는 것은 어리석은 마음입니다. 빛이 보이기 시작했다는 것은 수련의 초기 단계에 들어섰음을 의미할 뿐입니다.

온 우주가 황금빛으로 가득 차고, 그 빛이 모든 세상을 밝히는 경지에 이를 때까지 정성스럽게 정진해야 합니다. 빛이 더 밝고 넓게 온 세상을 비출 수 있도록 꾸준히 노력하고, 끝없이 마음과 몸을 닦아 나가야 합니다.

● 손바닥에 에너지 기둥이 묵직하게 내려오는 것을 느껴 보세요

손바닥에는 다른 부위보다 크고 묵직한 기운이 내려와 거대한 기둥이 형성됩니다. 손에 기둥이 서면, 온몸에도 빛 에너지망이 형성되어 몸 전체가 기운으로 가득 차게 됩니다. 부처님께서 무드라로 알려진 다양한 손가락 자세를 취하는 이유는 선정에 드신 후 우주 기운을 받고 계시기 때문입니다.

백회와 상단전을 통해 강력한 빛 에너지가 들어오고, 이 에너지는 가슴을 거쳐 단전으로 내려와 축적됩니다. 등 뒤 척추를 따라 쿤달리니 기운이 상단전으로 올라오고, 이 기운은 목을 거쳐 가슴과 단전으로 흘러갑니다. 명상 중 내 몸을 관상하며 기운이 순환하는 모습을 떠올리면, 자연스럽게 기혈 순환이 촉진됩니다.

　이러한 과정을 통해 하늘의 기운을 받아들여 몸을 회춘시킬 수 있습니다. 개인적으로 저는 명상과 기운 수련을 통해 신체 나이가 70대에서 40대로 젊어진 것을 분명히 느끼고 있습니다.

● **마음에 조바심을 내지 마세요**

　빛이 보인다면, 그것은 당신의 수행이 올바른 방향으로 나아가고 있다는 신호입니다. 이때 기의 흐름에 몸을 자연스럽게 맡기고, 의식을 단전에 두며 수련에 집중하세요.

　쿤달리니가 깨어나 회음에서 시작해 등 뒤를 따라 백회로 올라가는 순환의 흐름을 느껴 보세요. 만약 의식이 백회로 올라가더라도 그곳에 오래 머물지 말고, 상단전, 목, 가슴을 거쳐 배꼽과 단전, 회음, 그리고 발끝으로 기운이 내려오는 것을 느끼며, 다시 단전에 머물도록 유도하세요. 이러한 기운의 순환은 몸과 마음의 평화를 가져다주고, 수행의 깊이를 더해 줍니다.

● **상단전이 열리면 빛의 세계로 들어가게 됩니다**

　이때 단순히 빛을 바라보는 데 그치지 말고, 그 빛이 내 몸 안으로 들어오는 것을 느끼며 단전에 그 에너지를 축적해야 합니다. 이렇게 해야 내 몸이 궁극적으로 부처님의 몸으로 변화할 수 있습니다.

　성불하려면 빛의 몸을 만들어야 하므로, 내 몸을 항상 비워 두고 빛 기운으로 가득 채워야 합니다. 빛이 점차 쌓이고 축적되면, 마침내 내 몸에서 빛을 발산하게 됩니다. 초기 단계에서는 무조건 빛을 받아들이는 데에만 집중하는 것이 중요합니다. 이를 통해 몸과 마음이 점차 빛으로 충만해지고, 더 높은 차원의 수행으로 나아갈 수 있습니다.

- **마음은 먼저 참회의 마음으로 지난 삶을 돌아보는 데서 시작해야 합니다**

그동안의 잘못과 부족함을 관조하며 반성하고, 이어서 감사의 마음과 사랑의 마음을 항상 느끼도록 노력합니다. 빛의 기운이 강하게 들어올 때, "감사합니다, 사랑합니다."라고 마음속으로 되뇌며 이 기운을 감사와 사랑의 에너지로 변화시킵니다. 그렇게 하면 들어오는 기운의 세기가 놀랍게도 10배 이상 강해지는 것을 느낄 수 있습니다.

감사의 마음을 잊지 마십시오. 우주 인재로 성장하기 위한 과정이 본격적으로 시작된 것이므로 천지의 우주 기운, 비로자나불님, 석가모니 부처님께 진심으로 감사하는 마음을 표현해야 합니다.

또한, 온 우주에 사랑의 메시지를 보내십시오. "감사합니다, 사랑합니다."라는 진심 어린 마음을 우주에 전달하면, 더욱 강력하고 풍성한 에너지가 내 몸으로 되돌아와 마음과 몸을 채워 줄 것입니다.

- **기운이 약하게 느껴지더라도 꾸준한 수련을 통해 점차 기운을 느낄 수 있도록 해야 합니다**

기운이 전혀 느껴지지 않는다면 수련의 진전이 어렵기 때문에, 108배 절 수련, 지감 수련, 진언 수행, 맨발 걷기 등을 통해 우주의 기운을 느낄 준비를 갖추는 것이 중요합니다.

몸과 마음이 순수한 상태로 준비되면, 기운은 자연스럽게 느껴지기 시작합니다. 기 에너지는 눈에 보이지 않지만, 꾸준한 수련을 통해 감당하기 어려울 정도로 강렬한 기운이 몸속으로 들어오게 됩니다. 이때, 항문을 쪼이고 발가락을 까딱거리며 기운이 위로 치솟는 것을 방지해야 합니다. 이는 몸을 기운에 대비해 준비하는 데 가장 중요한 과정입니다.

항상 단전 아래에 의식을 두는 것이 핵심입니다. 단전에 의식을 두고 있으면 아무리 강한 기운이 들어오더라도 이를 안정적으로 감당할 수 있습니다. 내 가슴과 단전에 에너지가 차오르고 축적되는 것을 느낄 수 있을 것입니다.

기 수련의 과정은 수학의 '$y = x^2$ 함수(1사분면)'와 같다고 비유할 수 있습니다. 초기에는 변화가 미미해 느껴지지 않을 수 있고, 오랜 시간이 걸릴 수도 있습니다. 돈오(순식간의 깨달음)를 기대하기보다는 점수(점진적 수련)를 통해 천천히 단계를 쌓아 나가야 합니다. 그러다 어느 순간, 축적된 양이 질로 전환되며 깨달음의 에너지가 온몸에 가득 차게 됩니다.

그 단계에 이르면 자신도 감당하기 어려울 정도로 강렬한 기운이 내려오게 됩니다. 이를 대비해 수련에 꾸준히 임하며 몸과 마음을 준비하는 것이 무엇보다 중요합니다.

● 우주 에너지와 일체가 되어 보세요

　마음이 텅 빈 상태가 되면 순간적으로 우주 에너지와 일체가 되는 경지에 이릅니다. 이 상태는 마치 벼락처럼 강렬한 번개 에너지가 온몸을 뒤흔드는 듯한 체험을 가져다줍니다. 이는 야구 선수가 공을 칠 때 제대로 맞는 경우 느끼는 짜릿함에 비유할 수 있습니다. 마음이 텅 빈 상태란 모든 번뇌와 망상이 사라지고, 온갖 생각이 끊어진 고요한 상태를 말합니다.

　고도의 명상 상태로 들어가면 온몸에 짜릿한 쾌감과 희열이 밀려올 뿐만 아니라, 참나(眞我)와 정광명(淨光明)의 행복감이 찾아옵니다. 얼굴과 입술에 저절로 미소가 지어지고, 혀에서는 달콤한 감로수가 샘솟아 온몸으로 퍼져 나갑니다. 혀로 입천장을 대고 있으면 단맛이 가득한 침샘이 솟구치며, 그 침을 삼키면 몸속 깊이 스며드는 느낌을 받게 됩니다.

　보신(報身)을 완성하면 금강살타 보살님이 머리 위에서 금강저로 번개를 내리치듯 에너지를 전해 줍니다. 황금빛 빛줄기가 백회를 통해 가슴으로, 그리고 단전으로 가득 차오릅니다. 그 순간 금강령의 맑은 종소리가 울리며 텅 빈 공(空) 상태로 들어가게 됩니다. 이 상태에서 우주의 모든 기운이 밀려와 온몸을 거대한 에너지로 휘감습니다. 양손 바닥에는 천지 기운이 거대한 기둥처럼 내려오고, 발바닥까지 기운이 충만해집니다.

　항문을 쪼이며 의식을 단전에 집중하고, 금강살타 보살님을 관조하면 더욱 강렬하고 순수한 기운이 몸 안으로 들어옵니다. 금강살타를 통해 텅 빈 허공에서 황금빛 에너지가 흘러들어와 내 몸을 가득 채웁니다. 이때 감사와 사랑의 마음을 가지면 에너지는 더욱 강해지고, 온몸이 기운으로 가득 차게 됩니다.

　감당하기 어려울 만큼 강렬한 에너지를 몸 안으로 받아들이면서, 내 몸이 점차 부처님의 몸과 합일되는 관상을 하도록 합니다. 부처님과 합일감이 점점 더 커지며, 내 몸이 부처님의 몸으로 변형되는 것을 느낍니다. 이 과정에서 몸 안의 모든 병과 업장이 소멸되고, 새로운 경지로 나아가는 변화를 체험하게 됩니다.

참회와 업장 소멸은
깨달음의 길로 가는 필수 과정

업장 소멸을 위한 수련은 매일 꾸준히 이어 가야 합니다. 명상을 하다 보면 어느 순간 과거의 기억이 마치 영화처럼 되살아납니다. 과거와 현재가 공존하는 순간이 펼쳐지는 것입니다. 그동안 내가 잘못했던 행동과 선택들이 하나씩 선명하게 떠오릅니다.

이때, 참회의 마음으로 그러한 장면들을 정면으로 직시해야 합니다. 돌아보기 싫은 기억들이 더욱 생생하게 떠오르지만, 이는 나의 업장이 드러난 것이므로 피하지 않고 받아들여야 합니다. 그러면서 참회하면 그 장면들은 점차 사라지게 됩니다. 만일 참회하지 않고 회피하면 더욱더 생생하게 나의 뇌에 각인된다는 점을 명심해야 합니다. 이것이 바로 우주의 카르마 법칙입니다.

● **금강살타 백자진언 암송**

명상 중 드러난 자신의 과오를 되새기며, 금강살타 백자진언을 암송하는 것도 중요합니다. 금강살타 백자진언은 단순히 암기하고 반복하는 것이 아니라, 그 과정을 통해 우주의 기운을 느끼고 받아들여야 효과가 있습니다. 매일 금강살타의 얼굴을 마음속으로 떠올리며 백자진언을 암송하면, 손과 발을 통해 우주의 기운이 충만하게 들어오는 것을 체험할 수 있습니다. 특히, 1분에 3회 이상 **빠른 속도**로 백자진언을 암송하면 더욱 강렬한 에너지를 느낄 수 있습니다.

백자진언은 단순한 벌이 아닙니다. 단지 암송하는 것이 목표가 아니라, 우주 에너지를 온전히 느끼고 받아들이기 위해 필수적인 과정이라는 점을 이해해야 합니다. 진언을 단순히 외운다고 해서 자동으로 업장이 소멸되는 것이 아닙니다. 내가 업장을 소멸할 수 있는 조건을 스스로 만들어야 합니다. 참회의 마음, 정직한 성찰, 그리고 에너지를 받아들이려는 준비가 갖춰졌을 때, 연기법에 따라 나의 업장이 점차 사라지게 됩니다.

● **절대 기득권에 안주하지 마세요**

기득권에 안주하며 편히 살려는 태도는 곧 죽음과 다름없습니다. 우주의 모든 것은 찰나마다 변화를 거듭합니다. 변화를 거부하고 자신이 쌓아 온 기득권에 안주하는 순간, 죽음과 같은 고통이 찾아옵니다.

수행 또한 마찬가지입니다. 오늘 했다면 내일도, 그다음 날도 꾸준히 이어 가야 합니다. 부처님께서 임종 시에 남기신 말씀, 제행무상과 불방일정진은 이를 분명히 알려 줍니다. "모든 것은 변하지 않는 것이 없으니, 하루도 게으름 없이 부지런히 정진하라"는 뜻입니다.

반야심경에서 말하는 원리전도몽상 역시 마찬가지입니다. 세상이 변하지 않을 것이라는 잘못된 집착과 망상을 멀리하라는 가르침입니다. 변화하는 우주 속에서 작은 기득권에 매달리며 자기 본분을 잃고 살아가는 사람들이 많습니다. 어느 정도의 전문성은 인정받을 수 있지만, 그것이 특권화되어 다른 사람을 괴롭히는 수단으로 변질되는 것은 잘못된 일입니다.

우주는 끊임없이 변화하며, 이러한 변화 속에서 자신의 본분을 잃지 않고 수행과 정진을 이어 가는 것이 진정한 삶의 길입니다. 어떤 기득권도 우주의 거대한 흐름 앞에서는 순간적일 뿐임을 항상 깨달아야 합니다.

빛몸 만들기로 본격적인 영적 발전과 성장의 여정에 발을 내딛다

● **황금빛 만다라가 떠오릅니다**

　우주의 빛 에너지가 외곽에서부터 중심부로 파도처럼 밀려옵니다. 그 형태는 때로는 만다라 모양으로, 때로는 둥근 황금 덩어리가 원형을 그리며 다가오는데, 정중앙은 마치 용광로 불길처럼 붉게 달아오릅니다. 바로 비로자나불님이십니다. 비로자나불님이 행차하시면 그 불덩어리는 부처님 형상으로 변화하여 내 앞에 오십니다. 이 순간, 부처님과 내가 하나 되는 상상을 해 봅니다.

　몸의 감각은 점점 더 민감해집니다. 몸의 세포 하나하나가 깨어나 우주의 에너지와 깊이 교감합니다. 가벼운 바람조차 강하게 느껴지고, 예전에는 전혀 감지하지 못했던 콧바람마저 아랫배까지 내려오는 것을 선명히 느낄 수 있습니다.

　이러한 과정 속에서 깊은 성찰이 이루어지고, 나를 이끄는 더 큰 지성의 존재를 자각하게 됩니다. 나는 하심(下心)의 자세로 감사하며, 의식을 단전에 집중합니다. 마음을 아래로 향하게 하면 더욱 거대한 에너지가 온몸을 휘감습니다.

　이 과정에서 우주와의 공감이 이루어지고, 허공 속에서 공명 현상이 발생합니다. 거대한 에너지가 온몸의 세포를 자극하며 소름 돋는 듯한 전율이 느껴집니다. 이 민감한 상태에서는 아주 작은 떨림조차 온 우주가 흔들리듯 진동합니다. 그 진동은 율려(律呂)의 파장처럼 온몸을 울리며 거대한 에너지의 흐름을 경험하게 합니다.

● **어느 순간 나의 존재의 변형이 일어납니다**

내가 살아온 인생을 되새기며, 내 삶의 의미와 테마가 정리됩니다. 놀랍게도 하나도 빠짐없이 모든 기억이 떠오릅니다. 몸 안의 세포들이 그때의 느낌을 생생히 전하며, 잘못된 순간들도 예외 없이 되살아납니다. 이것이 바로 업장입니다.

몸 안에 있던 업장들이 서서히 모습을 드러내며 나의 잘못을 비춥니다. 모든 상황이 생생하고 정확하게 재현됩니다. 그 순간, 참회의 눈물이 저절로 흐르게 됩니다. 진심 어린 참회의 마음으로 내가 저지른 악업들을 정면으로 마주하며, 다시는 이런 일이 반복되지 않도록 다짐합니다. 그리고 금강살타 보살님 앞에 진심으로 반성의 마음을 바칩니다.

기억력과 통찰력은 점점 고도화되고 있습니다. 내 몸이 곧 내가 아니라는 사실을 깨달은 후, 이제 나의 몸은 내가 통제하는 단계에 들어섰습니다. 참나, 즉 정광명이 나의 변화를 이끄는 주체라는 영적 각성이 이루어졌습니다. 나는 이제 본격적인 영적 발전과 성장의 여정에 발을 내디딘 것입니다.

비로자나불님은
나의 수행 수준에 맞도록 인도하신다

내가 수련을 보다 심도 있게 진전시킬 때마다, 필요하다고 느끼는 것들이 마치 우연의 일치처럼 내게 다가왔습니다. 이는 무의식의 메시지가 자주 전달된 결과일 것입니다. 이것이 바로 동시성(synchronicity) 또는 공시성이라고 부르는 현상이 아닐까요?

내가 다음 단계로 나아가려 할 때마다 필요로 하는 것들이 꼭 제때 찾아왔습니다. 예를 들어, 내가 의문을 품고 있으면 관련된 유튜브 영상이나 책을 어렵지 않게 발견할 수 있었습니다. 항상 나의 수준과 상태에 맞는 자료들이 눈앞에 나타나곤 했습니다. 이런 순간들은 종종 정말 신비롭다고 느껴졌습니다. 처음에는 명상과 관련된 용어조차 제대로 알지 못했지만, 이제는 웬만한 개념들을 영상과 책을 통해 이해하게 되었습니다. 반야심경도 몰랐던 내가 이제는 매일 16회 독송하며 그 의미를 선명히 이해하고, 온몸으로 느낄 수 있게 되었습니다.

유튜브를 보면서, 많은 스님이나 유튜버들이 공의 진정한 의미를 깨닫지 못한 상태에서 공에 대해 이야기한다는 점을 알게 되었습니다. 연기, 무아, 중도가 공이라는 해석은 내게 공허하게 들렸습니다. 공은 단순한 개념으로 설명될 수 있는 것이 아닙니다. 그것은 느낌으로 전달되어야 합니다.

공은 말 그대로 텅 빈 상태를 의미합니다. 연기니 무아니 중도니 하는 철학적 설명들은 이해를 돕는 도구일 수는 있지만, 실제로 공감을 불러일으키기에는 부족하다고 느껴졌습니다. 몸과 마음이 텅 빈 상태에 도달하면 엄청난 우주 에너지가 몸속으로 들어옵니다. 이것이 바로 공입니다.

깊은 명상 상태, 참선 상태, 삼매에 들어가면 몸의 감각이 극도로 예민해지고, 온몸의 세포에 에너지가 충만하게 됩니다. 이 상태에서 마음이 완전히 텅 비워지면 순간적으로 우주와 하나가 되면서 마치 벼락이 내려치듯 감당하기 어려울 정도의 강렬한 우주 에너지와 연결됩니다. 마치 몸이 붕 뜨거나 하늘로 빨려 들어갈 정도로 강렬한 에너지가 몸을 타고 흐릅니다. 이러한 우주의 근본 원리이자 본체인 비로자나불님과의 연결 상태가 바로 공입니다.

반야심경에서는 관세음보살님이 깊은 반야바라밀다를 행하실 때, 현상계와 정신계 모두가 공 상태임을 비추어 보시고, 있는 그대로 보신 연후 일체의 고통과 재앙에서 벗어나셨다고 했습니다. 실제로 이 상태에 들어가면 몸의 모든 고통이 사라집니다. 이 경험을 지속적으로 반복하다 보면, 결국 모든 고통은 완전히 사라지게 됩니다. 공의 상태는 고통을 소멸시키고 우주와의 합일을 통해 무한한 평화와 자유를 가져오는 열쇠입니다.

내가 지구에 온 목적은
집단을 위한 더 큰 기여를 하기 위한 것이다

불교는 단순히 개인적인 깨달음을 위한 방편이 아닙니다. 수행을 하면서 점점 더 명확히 알게 된 사실은, 내가 이 사회에서 해야 할 역할이 있다는 것이었습니다. 어린 시절, 왜 나는 이렇게 어려운 삶을 살아야 하는가 하고 하늘을 원망했던 순간들이 많았습니다. 그 과정을 통해 수많은 선택과 결단을 거듭하며 살아야 했습니다.

명문대 졸업을 앞두고 민주화 투쟁을 위해 길거리에 나선 것도 큰 결심이 필요했습니다. 처음에는 최루탄 냄새가 너무 역겹고 고통스러웠습니다. 인도에서 차도로 한 걸음을 내딛는 것이 얼마나 어려운 결심인가를 실감했습니다. 1987년 초, 대학가에서는 수많은 시위가 있었지만, 서울 시내 한복판에서 갑자기 차도로 내려가 시위를 한다는 것은 체포와 구속을 각오해야만 가능한 일이었습니다. 나중에는 모두가 쉽게 차도로 뛰어들며 민주화의 대물결을 이루어 냈지만, 그 시작은 결코 쉽지 않았습니다.

공장으로 들어가 노동자가 되기로 한 결심 또한 쉽지 않은 결정이었습니다. 자동차 공장에서 노동자들과 일체가 되며 나는 대중과 하나가 되었습니다. 수많은 대중 투쟁 속에서 나는 항상 죽음과 구속, 고문을 각오해야 했습니다. 광주의 빛 정신을 전국적으로 확산시키는 것이 내게 주어진 소명이었습니다. 2006년 이전까지 나는 이러한 소명에 충실히 살아왔습니다.

그러나 이후 나 자신도 점점 기득권화되어 가고 있다는 느낌이 들었습니다. 항상 변화하는 세상에 맞게 대응하려고 노력했지만, 나이가 들면서 점차 술에 빠지고, 몸을 망가뜨렸습니다. 당뇨병이 극한 상태에 이른 것은 내 정신적, 육체적 나태함 때문이었습니다.

이제 나는 20여 년간의 탐진치(貪瞋癡)의 어두움을 뚫고 제2의 탄생을 준비하고 있습니다. 수차례의 깊은 명상을 통해 깨달았습니다. 내가 이 지구에 온 목적은 집단의 무명 상태를 해소하고, 빛을 발산시키는 것이었음을. 이제 나는 다시금 새로운 마음으로 우주의 빛과 사랑을 세상에 전하는 길을 걸으려 합니다.

내 몸을 부처님 몸으로 만드는
명상의 과정과 상태

● **명상 중 혀를 그냥 두지 마십시오**

명상에 들어간 직후에는 혀끝을 입천장에 대고 윗니와 아랫니를 다뭅니다. 그러면 감로수가 솟아올라 입안에 가득 차게 됩니다. 이 감로수를 삼키며 침이 배 속으로 내려가는 모습을 마음속으로 관상합니다.

다음으로, 깊은 선정 상태에 들어가면 혀끝을 윗입술에 살짝 대세요. 이때 자연스럽게 윗니와 아랫니가 분리됩니다. 이 상태에서 명상을 이어 가면 더욱 깊은 경지에 도달하게 됩니다. 그 순간 부처님이 온 우주의 황금빛 속에서 나타나십니다. 그 광경 속에는 부처님과 나, 단둘뿐입니다.

나는 부처님의 몸속으로 들어가는 상상을 합니다. 그 순간 내 몸에 강렬한 전율이 흐릅니다. 온몸의 세포들이 떨리며 부처님의 몸과 나의 몸이 하나로 합일됩니다. 부처님과 내가 완전히 하나가 되는 그 찰나, 온몸을 감싸는 강렬한 전류가 흐르며 신비로운 에너지로 가득 채워지는 것을 느낍니다.

- **이 상태를 유지하고 있으면 귀가 멍멍해지며, 소리에 대한 몸의 반응이 극도로 민감해집니다**

온몸의 세포들이 저절로 떨리고, 윗니와 아랫니가 스스로 덜덜덜 흔들리는 현상이 나타납니다. 혀끝을 윗입술에 가져다 대면 감로수가 폭발하듯 솟아오르고, 입안 가득 침이 차오르기 시작합니다.

척추를 따라 쿤달리니의 파란 물결이 상단전으로 올라오면서 차가운 기운이 머리를 자극합니다. 자극받은 상단전에서 빨간 불기운이 생성되어 목을 타고 내려와 가슴을 거쳐 단전으로 흘러내립니다. 차가운 물기운과 뜨거운 불기운이 순환하며, 수승화강이 이루어지는 내 몸의 에너지 흐름이 마치 투시되듯 명확히 보입니다.

몸속의 기혈이 순환하며 새로운 활력이 넘치고, 나는 이를 관조하며 더욱 깊은 명상의 경지로 들어갑니다. 온몸을 감싸는 기운과 함께 내 존재가 우주의 흐름과 완전히 일치하는 순간을 경험합니다.

- **내 몸과 부처님의 몸이 합일된 상태에서 고요히 머물도록 합니다**

명상의 처음 30여 분 동안은 코로 숨이 들어오고 나가는 것을 의식하며 마음속의 잡념을 없애는 데 집중합니다. 잡념과 번뇌가 완전히 사라지면, 마음속에 고요하고 깊은 평화가 찾아옵니다.

이 평화로운 상태에서 나는 우주의 근원인 비로자나불님께 감사와 사랑의 마음을 품습니다. 그 순간 비로자나불님께서 우주 전체를 가득 채운 반짝이는 불의 기운, 빛의 기운으로 나를 향해 다가오십니다. 그 빛 기운이 백회에 닿는 순간, 마치 수백만 볼트의 전기가 온몸으로 흘러드는 듯한 강렬한 전율을 느꼈습니다.

  이 순간, 나는 내가 곧 우주이고 우주가 곧 나임을 깊이 깨닫게 되었습니다. 내 안에 우주가 있고, 내가 곧 우주입니다. 우주 안에 내가 존재하는 것이 아니라, 내가 바로 우주 그 자체임을 온전히 느꼈습니다.

  이러한 상태를 유지하며 꾸준히 수련을 거듭해야 합니다. 우주의 기운은 매일 규칙적으로 수련하는 사람에게 한량없는 무한 에너지를 제공합니다. 그러나 하루라도 게을리하면 수련의 효과는 그만큼 감소하게 됩니다. 부처님의 마지막 말씀을 잊지 말아야 합니다. "제행무상, 불방일정진." 세상만사가 그대로인 것은 하나도 없습니다. 모든 것은 매일, 매 순간 변화합니다. 그러니 단 한순간도 게을리하지 말고 꾸준히 정진해야 합니다. 인생 그 자체가 수련을 위해 주어진 것입니다.

  나는 전생에 빛이었습니다. 그래서 다시 빛으로 돌아가려고 합니다. 우리 모두는 빛 속에서 왔지만, 삶의 사명을 망각하고 게으름에 빠져 살며, 탐욕·분노·어리석음에 도취되어 몸과 마음의 건강을 잃어 가고 있습니다. 빛으로 돌아가기 위해 우리는 매 순간 스스로를 바로잡고, 부지런히 정진해야 합니다.

  기득권에 안주하지 말고, 그것을 피하며 살아가야 합니다. 내가 기득권과 한편이 되는 순간, 나의 본래 빛은 점차 사라지게 됩니다. 원래 나는 눈부신 빛의 존재였습니다. 그러나 사람살이를 하며 탐욕과 분노, 어리석음이 내 마음속에 자리 잡으면서 그 빛은 점차 흐려졌습니다.

이제 다시 마음을 바로잡고 수련을 통해 그 빛을 되찾아야 합니다. 나의 본래 빛은 오염되지 않은 상태로 존재하고 있으며, 마음을 닦아 탐욕과 성냄, 무지를 깨우쳐야만 본연의 빛을 다시 발할 수 있습니다.

● **명상 시에 명상음악의 도움을 받는 것은 매우 유익합니다**

우주의 기운을 가장 잘 느낄 수 있는 명상음악을 찾아, 그것을 들으며 수행하면 효과를 높일 수 있습니다. 내 몸의 세포들은 나에게 맞는 음악을 본능적으로 압니다. 몸이 반응하는 느낌이 오는 음악을 선택하여 도움을 받는 것이 좋은 방편이 됩니다. 이것은 부처님 시대에는 없었던 호사입니다. 문명의 이기를 현명하게 활용하여 수행의 도구로 삼아야 합니다.

궁금한 사항이 생기면 유튜브를 검색하여 필요한 정보를 찾아보는 것도 좋은 방법입니다. 또한, 몸을 관상하기 위해 몸의 해부도를 자주 살펴보는 것이 도움이 됩니다. 나의 두개골 형상과 몸의 뼈 구조를 투시할 수 있도록 자주 관찰하고 익히는 연습을 해야 합니다. 이는 명상을 통해 내 몸을 더욱 깊이 이해하고, 에너지의 흐름을 관찰하는 데 큰 도움이 됩니다.

● **혀끝을 윗입술에 맞대면, 임맥과 독맥이 연결됩니다**

우주의 기 에너지는 사람 몸속의 임맥과 독맥이라는 주요 통로를 따라 흐릅니다. 임맥(任脈)은 몸의 정면을 흐르는 맥으로, 상단전에서 목, 가슴, 단전, 회음을 따라 아래로 흐릅니다. 반면, 독맥(督脈)은 몸 뒤편의 척추를 따라 아래에서 위로 흐르는 기혈의 통로입니다. 임맥과 독맥은 서로 연결될 수 있으며, 그 연결은 몸의 에너지 순환을 활성화시키는 중요한 방법입니다.

혀끝을 입술에 맞대면, 임맥과 독맥이 하나로 이어지면서 몸의 앞부분과 뒷부분을 관통하는 기운의 흐름이 원활해집니다. 이때 하늘의 기운이 임맥을 통해 내려오고, 땅의 기운이 독맥을 통해 올라오며, 두 기운이 몸속에서 조화를 이루어 순환이 빨라집니다. 이는 온갖 병에서 벗어나는 매우 효과적인 치유 방법일 뿐만 아니라, 수행자들에게도 큰 도움을 주는 수행 방법입니다.

특히, 임맥과 독맥이 연결될 때 몸의 에너지 순환이 원활해지며 수승화강의 기혈 순환이 매우 빠르게 이루어집니다. 이때 상단전으로 엄청난 에너지가 들어와도 자연스럽게 감당할 수 있게 됩니다. 이러한 과정에서 의식은 항상 단전과 발끝에 두는 것이 중요하며, 항문을 쪼이면서 기운을 받아야 안정감 있게 기운이 몸 전체로 고르게 순환할 수 있습니다.

이 수행 방법은 몸과 마음의 균형을 유지하고, 에너지의 흐름을 극대화하여 건강과 수행의 깊이를 더욱 높이는 데 매우 유용합니다.

나의 우주 빛몸
비로자나불님과 합체 체험기

　명상에 들어간 지 5분도 채 되지 않아, 우주의 찬란한 광채가 백회를 통해 온몸으로 쏟아져 들어옵니다. 백회로 들어온 기운은 차고 넘쳐 온몸을 뒤흔듭니다. 머리는 허공에서 강하게 끌어당기는 힘에 의해 곧 터져 버릴 것 같은 강렬한 느낌을 받습니다. 등 뒤 척추를 따라 물의 기운을 타고 시커먼 물고기 떼가 꿈틀대며 오르는 듯한 에너지가 솟구칩니다.

　그러던 순간, 백회가 열리고 비로자나불님의 엄청난 빛의 기운이 내 머리로 들어옵니다. 이제 보니 그 광채와 빛의 기운은 곧 내 마음입니다. 내 안에 우주가 있고, 그곳에 빛이 있었음을 느낍니다. 그러나 이토록 감당하기 어려운 강렬한 기운은 어디에서 오는 것일까요?

● **금강살타의 몸으로 변화하는 과정**

　우주 에너지가 점차 더 높은 차원으로 변하고 있음을 느낍니다. 어제는 빛 에너지를 받는 데만 2시간 이상이 걸렸습니다. 오늘도 1시간 20분 동안 강렬한 빛 에너지를 받으며 명상했습니다. 명상 중 손가락이 저절로 움직이며, 엄지와 검지로 원을 그리며 빛 에너지를 몸 안으로 끌어들였습니다. 내 몸이 부처님의 몸으로 바뀌어 가고 있음을 생생히 느낍니다. 이미 금강살타 보살님의 보신체를 이루었고, 이제 내 몸이 금강살타의 몸으로 변화해 가고 있습니다.

비로자나불님의 빛의 세계는 눈부시게 찬란하여 감히 쳐다보기조차 힘들 지경입니다. 그 빛은 너무도 또렷하고 강렬하여 마음의 눈이 멀 정도의 광채로 가득 차 있습니다. 이는 나를 완전히 감싸는 우주의 본질이자, 부처님의 무한한 빛 에너지임을 깨닫습니다.

내 몸이 에너지로 충만해지면서 부처님에 대한 믿음이 금강처럼 단단해지고 있습니다. 그러한 믿음을 하늘에 내보내면, 다시 엄청난 우주의 빛 에너지가 몸 안으로 밀려들어 옵니다. 나는 이 빛 에너지를 몸에 담기 위해 여러 가지 노력을 합니다.

우선, 단전 아래에 기운이 쌓이도록 의식적으로 빛 에너지가 7번(백회)부터 6번(상단전), 5번(목), 4번(가슴), 3번(배꼽), 2번(단전), 1번(회음) 순으로 내려오는 관상을 합니다. 그러면 실제로 빛 에너지가 단전으로 내려옵니다. 배꼽 아래에 빛 에너지가 가득 차면서 배가 부풀어 오르는 듯한 충만감을 느낍니다.

빛 에너지가 가득 차는 동안 발 전체에 무게중심을 두고 항문을 쪼이고 있으니, 발과 항문 주변으로 기운 기둥이 서는 것이 느껴집니다. 하늘에서는 빛 에너지가 계속 내려오고, 이 기운이 나를 막 당기고 있습니다. 이때 나는 의식을 단전 아래에 두고, 이 거대한 기운들을 받아들이며 몸을 지탱합니다. 몸이 공중에 뜰 것 같은 부력이 느껴지며, 마치 하늘로 날아오를 것 같은 가벼움이 온몸을 감쌉니다. 몸의 순환이 점점 더 빠르게 이루어집니다.

내 몸이 부처님의 몸으로 변화해 가는 모습을 관상합니다. 마침내 부처님과 내가 하나가 되었다는 강렬한 체험을 하게 됩니다. 내 몸이 황금빛으로 빛나는 부처님으로 변화되는 모습이 눈앞에 선명히 펼쳐집니다. 반짝반짝 빛나는 황금 부처님과 내가 완전히 하나가 되었음을 느끼며, 무한한 환희와 평화를 경험합니다.

● **내 몸이 곧 우주가 되는 것**

나는 처음에는 단순히 몸을 건강하게 하려고 수련을 시작했지만, 이제는 감당하기 벅찰 정도로 강렬한 에너지가 내려오고 있습니다. 내 몸을 탐색하여 이 에너지를 온몸 구석구석으로 보내며 모든 세포가 깨어나도록 하고 있습니다. 모세혈관까지 민감하게 반응하며, 내 몸 안의 모든 세포들이 빛 에너지를 받아들이고 있습니다. 내 몸은 점차 빛으로 변화하며, 황금빛 광채가 내 몸에서 퍼져 나와 우주를 비추고 있습니다.

이 상태에서 깨닫게 됩니다. "내가 정말로 우주와 하나가 되는 것인가?" 우주의 광대한 본체가 내 몸이 되어 가고 있습니다. 성불하는 과정이란 결국 우주 전체를 내 몸 안에 받아들이는 것이며, 내 몸이 곧 우주가 되는 것이라는 사실을 알게 됩니다.

성불은 끊임없이 정진하며 새로운 차원으로 나아가는 길입니다. 그래서 "내가 우주다."라고 되뇌며 우주의 황금빛 에너지가 내 몸에서 더욱 빛나도록 합니다. "비로자나불님, 감사합니다. 사랑합니다. 굳게 믿습니다."라는 마음을 품자 온몸에 평화와 사랑, 감사의 기운이 울려 퍼지고 있습니다.

● **내 몸이 부처님의 몸으로 변화하며 겪은 변화**

내 몸이 부처님의 몸으로 변화하면서, 이전에 임신 4개월 정도 부풀어 있었던 아랫배의 지방이 모두 사라졌습니다. 온몸의 지방도 허물어졌습니다. 84kg에 달했던 체중은 6개월 만에 60kg으로, 무려 24kg이 줄어들었습니다. 1년 반 정도가 지난 지금은 58kg으로 안정화되었습니다. 하루 종일 소갈증에 시달리며 20리터 물 2통 이상을 마셔 대던 내가 이제는 감로수가 혀에서 터져 나와 소갈증이 완전히 사라졌습니다.

혈압은 정상으로 돌아왔고, 소변에서도 거품이 거의 보이지 않습니다. 하루 두 끼만 먹어도 전혀 배고프지 않으며, 탄수화물 섭취는 거의 하지 않습니다. 지난 3일 동안 밥은 세 숟가락 정도만 먹었고, 주로 삶은 계란, 토마토, 버섯, 가지, 두부, 오이 같은 채소로 몸을 채우고 있습니다. 채소만 먹어도 당이 올라갑니다. 그래서 육식을 대폭 줄였습니다. 이제는 육식에 대한 생각이 크게 줄어들었습니다.

부처님이 육식을 금하라고 하신 것은 내 몸을 위한 것이었습니다. 살생의 과정에서 업보가 생기고, 그것이 내 몸 안에 업장으로 쌓이기 때문입니다. 생명 존중의 정신을 잃으면 내 몸도 망가지고 우주 질서도 파괴됩니다. 육식을 하면 몸 안에 가스가 가득 차게 된다는 사실도 이제야 알게 되었습니다. 수련 후 몸이 비워지면 이 가스는 반드시 몸 밖으로 배출됩니다.

일반인들은 고기가 몸 안에서 독가스로 변한다는 사실을 이해하기 어려울지도 모릅니다. 그러나 나이가 40대에 접어들면 육식을 대폭 줄여야 한다는 사실을 명확히 알게 됩니다.

공의 상태에
안정적으로 자리하다

2024년 9월 9일, 드디어 공(空)의 상태에 안정적으로 진입하게 되었습니다. 몸과 마음이 평화롭고 적막하며 고요합니다. 백회와 상단전은 우주 에너지와 완전히 연결된 상태가 되었습니다. 몸은 작은 소리에도 떨림을 느끼며, 세포 하나하나가 열린 상태입니다.

그렇게 2시간 20분 동안 우주와 하나가 된 상태로 앉아 있었습니다. 마침내 우주 빛 에너지의 중심에 안착한 것입니다. 그동안의 과정은 불안정하고 요동치는 상태였으나, 이제는 무한대의 우주 에너지를 안정적으로 받아들일 수 있게 되었습니다.

공(空)의 기운 한가운데에 들어서니 부처님께서 마음속에 다가오셨습니다. 그 순간, 온몸의 세포가 전율하며, 내 몸이 부처님과 하나가 되었습니다. 이 상태로 2시간 가까이 앉아 있었습니다. 반야심경에서 말하는 "보리살타 의반야바라밀다 구경열반" 상태에 들어선 것이 아닌가 생각됩니다.

깊은 선정의 상태인지, 공의 벅찬 기운 속에서 온몸은 고요하고 평화로웠습니다. 호흡조차 느껴지지 않았으며, 몸이 사라진 듯한 느낌마저 들었습니다. 손에는 에너지 기둥이 내려와 팔목까지 묵직하게 뻗어 있습니다. 상단전에서는 강한 전류가 흐르고 있었습니다.

텅 빈 상태에서 무한대 우주가 펼쳐지며 절대적인 평화와 고요함이 찾아왔습니다. 새로운 차원으로의 도약이 이루어졌습니다.

● 몸의 세포들이 영적 각성을 이루다

몸을 괴롭히던 병마들이 축출되고 있으며, 아랫배에 가득 찬 우주 에너지가 몸 안의 탁하고 불순한 기운들을 밖으로 밀어내고 있습니다. 에너지로 가득 찬 몸 덕분에 구석구석의 삿되고 탁한 기운들이 내몰리고, 세포들이 정화되고 있습니다. 마침내 내 몸 안에 존재하던 수억 중생들을 구제하게 되었습니다. 그동안 소홀히 해왔던 내 몸의 세포들이 영적 각성을 이루며 살아나고 있습니다.

"아, 이게 그것이었구나!"

전율의 파동이 온몸으로 밀려옵니다. 상단전에서는 호수에 돌을 던졌을 때 물결이 퍼지듯, 우주 기운이 상단전에서 가슴과 아랫배, 단전으로 퍼져 나가고 있습니다. 몸의 세포들은 미세한 에너지 파동에도 민감하게 반응하고 있습니다.

● 공(空), 나를 초월하여 우주 에너지와 연결되다

금강살타께서 금강저로 번개를 내리치시니 엄청난 우주 에너지가 온몸으로 울려 퍼집니다. 이 에너지는 빛의 형태로 내 몸속으로 내려오고 있으며, 온 우주가 선명한 황금빛으로 물들어 있습니다. 황금 불상 그대로의 형상으로 부처님께서 내게 오셨습니다. 나는 다시 부처님과 합일하였습니다. 내 몸이 부처님의 불상 속으로 들어가며,

나는 황금빛 불상으로 변화하고 있습니다. 내 몸의 빛이 점차 물질의 형상으로 바뀌어 가고 있습니다.

혀에는 감로수가 가득 차고, 윗니와 아랫니는 서로 얼얼하게 느껴집니다. 이가 덜덜 떨리며 우주 기운을 받아들이고 있습니다. 코끝은 얼얼한 기운이 감돌고 있습니다. 경락(經絡)과 에너지 센터가 활성화되었기 때문입니다. 코끝은 인체 에너지의 중요한 지점 중 하나로, 명상이나 수행을 통해 기운의 흐름이 원활해지면 이런 감각을 느낄 수 있다고 합니다.

척추에서는 마치 물고기 떼 수만 마리가 물기운을 따라 새까맣게 오르는 듯한 감각이 느껴집니다. 그 순간, 백회를 통해 상단전으로 엄청난 에너지가 밀려 들어옵니다. 아, 이 상태에서 고요히 깊은 선정에 빠져듭니다.

공(空) 상태는 세상 만물과 정신계가 일어나는 연기(緣起), 그리고 쾌락과 고행의 양극단에 치우치지 않으며, 내가 있는 것도 아니고 없는 것도 아닌 중도(中道)와는 또 다른 차원의 상태입니다. 반야심경에서 관자재보살이 설하신 "오온(五蘊), 즉 물질계와 정신계가 모두 공하다."는 말씀은 바로 이 공 상태를 가리킵니다.

관자재보살께서는 이 상태에서 도일체고액(度一切苦厄), 즉 일체의 고통과 재앙에서 벗어나셨습니다. 그러나 연기 상태에서만으로는 어떻게 고통에서 벗어날 수 있단 말입니까? 공의 상태를 몸으로 체득하지 않고는 이 말씀을 이해할 수 없습니다.

공의 상태는 말 그대로 텅 빈 것입니다. 그러나 사람들은 텅 비어 있다고 하면 아무것도 없는 것으로 오해합니다. 텅 빈 상태가 되면 엄청난 우주 빛 에너지와 접속하게 됩니다. 내가 우주의 근원 에너지와 연결되는 것입니다. 이 상태를 제대로 몸으로 느끼든, 느끼지 못하든 공으로 나아가면 건강과 수행이 이루어집니다.

연기니 중도니 하는 말들은 공 상태를 깨닫지 못한 사람들이 만들어 낸 가짜 이야기입니다. 굳이 말하자면, 공은 무아(無我) 상태와 가장 가깝다고 느껴집니다. 그러나 여기서 무아란 내가 없다는 뜻이 아닙니다. 반야심경에 21번이나 등장하는 "무(無)"를 없다고 해석하는 것은 올바르지 않습니다. "무"는 초월을 의미한다고 보아야 합니다. 나를 초월하여 우주 에너지와 연결된 상태가 바로 공입니다.

● **반야심경에서 '공'의 의미**

반야심경의 "오온이 공하다"는 구절에서 '공'은 두 가지 측면을 모두 포함하고 있습니다. 첫 번째로 사리자에게 말씀하신 "색불이공" 이하에서의 공은 연기(緣起)를 가리킵니다. 연기는 조건에 의해 만물이 생성되고 소멸하는 원리를 나타냅니다. 이것이 있어서 저것이 생겨나고, 저것이 사라지면 이것도 사라지는 상호의존적 관계를 의미합니다. 이 측면에서 '공'은 우주의 생성 원리와 만물의 상호작용을 상징합니다.

그런데 두 번째 사리자에서 "시제법공상" 이하의 공은 에너지로서의 공을 가리킵니다. 이 구절에서 공의 에너지 속성은 "불생불멸, 불구부정, 부증불감"으로 부연 설명되고 있습니다. 에너지는 새로 생겨나거나 사라지지 않으며, 더럽거나 깨끗하지도 않고, 늘어나거나 줄어들지 않고 항상 그대로입니다. 이러한 에너지의 상태에 들어가는 것이 공 상태입니다.

"공중무색" 이하에서의 공은 상태로서의 공을 가리킵니다. 여기서 "공중(空中)"이란 말은 "공 상태 속에 들어가 초월적 관점에서 보면"이라는 의미가 됩니다. 나머지 무(無)도 모두 이렇게 해석됩니다. 이 공의 상태에서는 색(물질)뿐만 아니라, 수(감각), 상(생각), 행(의지), 식(의식)과 같은 오온(五蘊)을 초월하며, 안이비설신의(감각 기관)와 같은 모든 현상계 역시 초월합니다.

결국, 공은 단순히 이론적 개념이 아니라, 수행을 통해 몸으로 체득하는 상태를 의미합니다. 공은 머리로 이해하는 것이 아니라 몸으로 느끼고 경험하는 것입니다. 이 상태에 도달할 때 비로소 공의 진정한 의미를 깨닫게 됩니다.

● **내 몸이 우주 빛 에너지로 가득 차다**

공 상태를 표현하자면, 이는 우주 빛 에너지와 완전히 합일된 상태입니다. 텅 빈 허공 속의 에너지망과 온몸이 연결되어 있으며, 부처님과 하나가 되는 깊은 통합의 상태입니다. 마음속에는 엄청난 우주의 빛기둥이 우뚝 서 있으며, 우주 에너지와 사랑을 나누는 듯한 교감이 이루어집니다. 짜릿한 쾌감이 온몸을 휘감으며, 내 몸의 모든 세포들이 활짝 열려 우주와 소통하는 상태가 됩니다.

그리고 내가 있는 듯 없는 듯 사라진 무아(無我)의 상태, 온 우주와 내 마음이 고요하고 적막한 상태로 연결됩니다. 이 상태에서 마음은 텅 비어 온갖 잡념과 번뇌가 사라지고, 전체와 하나가 되는 일체감을 느끼게 됩니다. 황금빛 에너지가 응축되어 눈부시게 빛나는 비로자나불님이 수시로 나타나 강렬한 빛 에너지를 보내 주십니다.

우주 한가운데 나 홀로 있는 듯한 느낌과 함께, 새소리나 물소리 같은 작은 자연의 소리에도 몸이 휘청거리며 온몸에 떨림의 파장이 퍼져 나갑니다. 이때 우주 에너지가 파동을 치며 몸속으로 들어오고, 내 몸이 빛으로 가득 차는 것을 체험하게 됩니다.

몸의 모든 세포들이 극도로 민감해져 오감이 고도화되고, 온몸이 우주 에너지망과 연결되어 무한대의 에너지로 충만한 상태가 바로 공 상태입니다. 이 상태가 되면 모든 고통이 아득히 사라지고 없습니다. 속이 비워진 채로 이 상태에 들어가므로 몸 안에 남아 있던 독소나 가스가 모조리 축출되며, 빛 기운이 몸 안에 가득 차 안 좋은 기운들을 밀어냅니다. 결과적으로 고요한 평화가 지속되며, 우주와 하나 된 완전한 안정 속에 머물게 됩니다.

- **나를 버리고 참나에서 우주꽃으로 전화하다**

나를 버리고 또 버려야 내가 사라집니다. 내 명예욕과 권력욕도, 음욕도, 재물욕도, 식욕도 모두 버리고 나면 참나, 즉 정광명만 남습니다. 껍데기는 모두 사라지고 없습니다. 모두 내려놓으면 명상 중 내 몸이 빛과 하나가 되어 없어집니다. 우주 빛 에너지와 접속된 상태에서 무한 에너지를 느끼게 됩니다. 하단전을 의식하고자 해도 몸은 없습니다. 공 상태에서는 내 몸이 전혀 느껴지지 않습니다.

나를 버려야 참나가 드러납니다. 아집도, 욕심도 모두 없어지고 빛과 하나가 됩니다. 아집을 버려야지, 참나를 버려서는 안 됩니다. 이제 나는 나 자신에게는 엄격하고, 다른 사람들에게는 관대한 마음을 품습니다. 좁았던 마음을 광대한 우주처럼 팽창시키며, 모든 것을 품으려 노력합니다.

마침내 나는 궁극의 우주꽃으로 전화(轉化)합니다. 내가 곧 빛입니다. 텅 빈 허공 속에서 황금빛으로 빛나는 거대한 우주꽃이 응축되고, 또 응축해 고밀도의 구체가 되어 회전하며 나에게 다가옵니다. 나는 점차 그 빛에 이끌려 그 속으로 합체됩니다. 그리고 내가 빛으로 변화합니다. 빛 속에 내가 있고, 나는 전체와 하나가 되어 우주의 참뜻을 깨닫습니다.

지나온 인생 속에서 내가 쌓은 선업과 악업이 모두 비로자나불님이 나를 단련시키고자 의도한 것임을 깨닫습니다. 선과 악, 고통과 기쁨 모두가 나를 빛으로 이끄는 과정이었음을 이해하게 됩니다.

우리는 이 지구의 무명(無明) 상태, 즉 빛이 없는 어둠을 걷어 내기 위해 이곳에 온 것입니다. 물질적 욕망을 내려놓으면 비로소 내가 누구이고 왜 이곳에 있는지를 분명히 알게 됩니다.

● **예민해진 감각, 내 몸과 마음이 깨어나는 과정**

안이비설신의(눈, 귀, 코, 혀, 몸, 의식)의 감각이 고도로 민감해졌습니다. 눈은 빛을 오래 쬐어 처음에는 안개가 낀 듯 흐리지만, 10여

분이 지나면 맑아집니다. 꽃 내음은 그 강렬함이 몸속 깊이 스며드는 듯하며, 바깥세상의 소리는 더욱 또렷하고 선명하게 들립니다. 맛에 대한 감각도 새롭게 다가옵니다. 양배추의 맛이 이렇게 깊고 풍부하다는 것을 이전에는 몰랐습니다. 샐러리의 쓴맛조차 달콤하게 느껴집니다.

몸의 촉감 역시 놀랄 만큼 예민해졌습니다. 곳곳에서 따끔거리는 느낌과 함께 닭살이 돋는 듯한 감각이 전해지며, 온몸의 세포가 생기를 되찾는 것을 실감합니다. 이러한 감각의 변화는 단순한 신체적 변화가 아니라, 내 몸과 마음이 깨어나는 과정임을 보여 줍니다. 의식은 한층 더 명료해져 내가 누구인지, 왜 이곳에 왔는지에 대한 깨달음이 더욱 확고해집니다.

공복 혈당 수치가 수련 11개월째에 접어들면서 110㎎/dL로 내려왔습니다. 약물에 의존하지 않고 당뇨와의 기나긴 싸움을 이어 오며 드디어 성과를 거두고 있습니다. 이제는 병원을 찾지 않아도 될 만큼 몸 상태가 호전되었습니다. 이 상태로 안정화를 이루면 정상적인 건강을 완전히 되찾을 수 있다는 확신이 듭니다.

남은 과제는 수면욕을 극복하는 것입니다. 안정제 없이도 자연스럽게 잠드는 것을 목표로 삼고 있으며, 모든 약물로부터의 해방이 눈앞에 다가와 있습니다. 이러한 과정은 단순한 몸의 회복을 넘어, 내 삶 전반의 변화를 의미합니다.

● **진정한 우주 인재로 거듭나다**

　진정한 우주 인재로 거듭나기 위한 긴 여정의 궤도에 성공적으로 진입했습니다. 나는 이제 우주 빛 에너지의 일원으로 새롭게 태어났습니다. 머리가 터질 듯한 에너지로 가득 차 있지만, 그 에너지를 머리에서 느끼려고 의식한 적은 거의 없습니다. 언제나 아랫배 하단전에 의식을 두고, 항문을 쪼이며, 양다리에 가득 찬 에너지를 관찰했습니다. 기운이 머리로 올라갈 틈을 주지 않고 하단전에 빛 에너지를 꾸준히 축적했습니다.

　점차 내 몸 안의 에너지 밀도가 높아지면서 온갖 탁기들이 몸 밖으로 밀려났습니다. 매일의 수행은 강도 높게 진행되어 몸속의 에너지 밀도를 높였고, 이 과정에서 지방질도 완전히 녹아내렸습니다. 내 몸이 부처님 몸처럼 변화해 가는 모습을 지켜보며 신비로움을 느꼈습니다. 볼록 튀어나왔던 아랫배는 어느새 사라져 버렸습니다. 아예 내 몸에서 없어져 버린 것입니다.

　규칙적이고 꾸준한 수행은 내 몸을 엄청나게 변화시켰습니다. 이제 나조차 이 몸이 내 것인지 신기한 마음으로 바라봅니다. 거울 앞에 서면 가슴이 벅차오릅니다. "정말 저게 내 몸이란 말인가?"라는 감탄이 저절로 나옵니다.

나에게 찾아온
변화

● **식습관의 변화**

식습관이 완전히 변화했습니다. 나도 모르게 고기를 피하게 되었고, 자연스럽게 채소 위주의 식단으로 바뀌었습니다. 음식에 대한 감각이 예민해지면서 양배추, 토마토 같은 음식이 이렇게 맛있을 수 있다는 사실을 새롭게 깨닫게 되었습니다. 이는 일종의 "맛의 회복"이라 부를 만합니다.

명상 수련을 진행할 때에는 간수를 뺀 천일염을 가급적 많이 섭취하는 것이 좋습니다. 반면, 설탕과 같은 단맛을 내는 음식은 송과체에 악영향을 끼친다고 알려져 있으니 피하는 것이 바람직합니다. 저는 삶은 계란에 소금을 살짝 얹어 섭취하며 이런 원칙을 따르고 있습니다.

● **몸의 변화**

몸의 변화는 놀라울 정도로 빠르게 이루어졌습니다. 몸은 내가 가장 하기 싫어하는 행동을 할 때 가장 크게 반응하고 변했습니다. 처음 절을 5배 할 때만 해도 온몸의 근육이 저항하며 핑계를 댔습니다. "허리가 아프니 그만하고 내일부터 하면 되잖아!"라는 속삭임이 계속 들렸습니다. 처음 열흘간은 이러한 유혹에 속아 수련을 망치는 일이 잦았습니다.

그러다 어느 날, 정말 큰 결심을 했습니다. "오늘은 반드시 20배를 한다!"라고 다짐하며 절을 시작했습니다. 그런데 5배를 넘긴 순간부터 온몸의 세포들이 저항하며 타협책을 내놓았습니다. "허리가 부러질 것 같아, 여기서 그만하자!"라는 생각이 들었지만, 이 고비를 넘기지 못하면 내 몸에 아무런 변화도 일어나지 않고 고통만이 계속될 것임을 알았기에 끝까지 밀고 나갔습니다. 온갖 회유와 죽을듯한 세포의 저항이 계속되었습니다.

여기서 타협하면 변화가 오지 않았을 것입니다. 부러진다는 허리 세포들의 저항을 뚫고 20배를 마쳤습니다. 막상 하고 보니 힘이 크게 들지도 않았습니다. 그동안 나를 붙잡았던 "습관의 저항"을 깨뜨리는 것이 얼마나 어려운지 절감했습니다.

이런 과정을 매일 반복하며 마침내 108배를 꾸준히 하게 되었습니다. 절을 마칠 때마다 온몸에서 비 오듯 땀이 쏟아졌고, 아랫배에 쌓였던 지방질이 서서히 해체되기 시작했습니다. 3개월이 지나자 아랫배의 지방은 거의 사라졌고, 체중은 20kg 이상 줄어드는 놀라운 변화를 경험했습니다.

● **정신세계의 변화**

건강에 대한 자신감도 회복되었습니다. 나이 60세를 넘기면서 몸이 더 이상 회복되지 않을 것이라는 자포자기 심정에 빠졌던 시기도 있었습니다. 그러나 극복할 수 없다고 생각했던 당뇨병이 점차 내 몸에서 물러나기 시작했습니다. 믿을 수 없는 기적 같은 일이 일어난 것입니다.

정신세계에도 커다란 변화가 찾아왔습니다. 몸의 변화뿐 아니라 마음의 변화를 통해 진정한 영적 각성을 이루었습니다. 이는 단순한 건강 회복을 넘어 내 삶의 방향과 본질을 새롭게 인식하게 된 놀라운 여정이었습니다.

부처님과 합일하고
우주 오르가즘을 느끼다

2024년 9월 12일, 저는 3시간 20분 동안 입정(入定) 상태에 머물렀습니다. 온몸이 우주 빛 에너지와 합체된 채로 우주 기운 속에 잠겨 있었습니다. 9월 13일에도 3시간가량 입정하며 깊은 고요와 평화 속에 머물렀습니다.

그리고 9월 14일, 우주 기운이 아랫배 단전에 가득 차오르는 느낌이 강렬하게 밀려들었습니다. 그 순간, 비로자나불님의 강렬한 빛 기운이 온몸을 휘청이게 만들었습니다. 동시에 다리와 팔에 묵직한 에너지가 휘감기면서 짜릿한 쾌감이 온몸에 소용돌이쳤습니다. 바로 앞에 부처님이 나타나시더니 내 몸과 일체가 되었습니다.

순간 5분여 동안 우주적 쾌감이 하단전에서 상단전까지 강렬하게 밀려왔습니다. 찌릿한 전기가 온몸을 휘감으며 백회를 통해 거대한 파도처럼 쾌감이 휩쓸고 지나갔습니다. 상단전은 마치 뻥 뚫린 듯하며, 엄청난 기운의 파도가 뇌 주위를 맹렬하게 휘돌았습니다. 몸 하부에서 상단전으로 폭발적인 빛 기운이 두 차례 밀려오며, 전에 느껴 보지 못했던 새로운 형태의 쾌감이 온몸을 덮쳤습니다.

그 쾌감은 절정에 다다를 때의 순간적 쾌감을 뛰어넘는 것이었습니다. 내 몸 안의 에너지가 방출되는 것이 아니라 우주 에너지와 하나 되어 몸이 충전되는 느낌을 주었습니다. 전율은 하단전에서 시작해 상단전으로 솟구쳤고, 온몸이 강렬한 에너지로 진동하며 황홀한 상태에 잠겼습니다. 두 번에 걸쳐 밀려온 엄청난 쾌감은 몸과 마음을 완전히 열어 주었습니다.

그 후, 손이 저절로 공중으로 올라가더니 마치 공중에 매달린 것처럼 느껴졌습니다. 몸이 자연스럽게 빛 에너지에 맡겨진 채로, 저는 약 2시간 45분 동안 공(空)의 상태 속에 깊이 입정해 있었습니다. 그 시간 동안 모든 번뇌와 고통이 사라지고, 고요한 평화와 우주적 일체감을 온몸으로 느낄 수 있었습니다.

나의 업장이
소멸되다

개인의 업장 소멸은 삶을 살아오면서 스스로 만들어 낸 흑역사를 해소하는 과정을 말합니다. 내가 명상을 시작한 이후, 과거의 흑역사들이 하나하나 생생하게 떠오르며 되새김질되었습니다. 그때마다 나는 참회하며 잘못을 빌었습니다. 떠오르는 잘못들을 피하지 않고 정면으로 응시하며, 다시는 그러한 잘못을 반복하지 않겠다고 다짐했습니다.

놀랍게도, 그렇게 참회하고 응시할수록 그 장면들이 점차 사라져 갔습니다. 업장은 제대로 느끼고 직면하면 해체되어 사라진다는 것을 몸소 체험한 것입니다. 비록 간단한 이야기처럼 들리지만, 이를 실제로 깨닫고 체화하는 데는 긴 시간이 필요했습니다.

업장을 해소하기 위해 나는 매일 금강살타 백자진언을 빠른 속도로 암송했습니다. 약 15초에 1회, 1분에 4회 정도의 빠른 템포로 1시간 이상씩 암송했습니다. 장거리 운전을 할 때에는 2시간 이상 진언을 반복하며 참회의 시간을 가졌습니다.

처음에는 백자진언이 익숙하지 않아 혀를 굴리는 데 어려움을 느꼈지만, 점차 속도가 붙으면서 엄청난 에너지가 몸속으로 들어오는 것을 경험했습니다. 백자진언은 빠른 속도로 암송할수록 그 효과가 더 커졌습니다. 혀가 자연스럽게 굴러가며 단숨에 한 회를 암송할 수 있게 되었습니다. 진언을 단조롭게 여기거나 소홀히 해서는 안 되는 이유를 뼈저리게 깨달았습니다.

● 마지막 업장, 수면욕 해소를 위해 노력하다

최근 당뇨 수치는 정상으로 되돌아왔습니다. 각고의 노력 끝에 약을 먹거나 섭취하지 않아도 비교적 안정적이고 정상적인 수치를 찾게 되었습니다. 하지만, 내게는 여전히 풀리지 않은 한 가지 업장이 남아 있었습니다. 그것은 바로 수면제 없이 안정적으로 잠들 수 없다는 점이었습니다. 당뇨약, 혈압약, 고지혈증약, 아스피린 등 모든 만성질환 약물을 끊는 데는 성공했지만, 수면제와 신경안정제는 여전히 내 삶의 일부로 남아 있었습니다.

약사는 신경안정제에는 미량이지만 마약 성분이 포함되어 있다고 말했습니다. 수행자로서 약물에 의존한다는 것은 부끄러운 일이었습니다. "수면제 하나 끊지 못하면서 내가 무슨 깨달음을 이야기한단 말인가?" 하는 자책이 들었습니다. 스스로 서지 못하고 약에 기대면서, 내가 무엇을 알고 남들에게 가르칠 수 있겠느냐는 생각에 괴로웠습니다. 그러나 20년 넘게 수면제에 의존하며 살아왔던 제 몸은 이미 그 습관에 고착되어 저를 얽어매고 있었습니다.

식욕, 색욕, 명예욕, 물욕은 어느 정도 극복했다고 느꼈지만, 수면을 정상적으로 취할 수 없다는 점에서 나는 여전히 수면욕의 통제를 받았습니다. 약을 먹고 잠자리에 들면 아침에 일어나기 힘들고,

머리가 깨질 듯한 느낌이 들었습니다. 충분히 잠들지 못한 잔여감과 함께 기운 없는 상태로 하루를 시작해야 했습니다. 무엇보다 잠에서 깨어나는 일이 고통스러웠습니다.

나는 이제 마지막 남은 이 습관, 이 업장을 반드시 해소해야 한다고 다짐했습니다. 수면제와 신경안정제 없이도 자연스럽게 잠들 수 있는 몸과 마음의 상태를 되찾기 위해 노력해야만 했습니다.

● **귀와 마음을 순화시키기 위해 깊은 수행이 필요함을 느끼다**

요즘 일주일 동안 마당의 진돗개가 쉬지 않고 짖어 대고 있습니다. 마치 발정을 한 것처럼 아침부터 새벽까지 시도 때도 없이 짖어 댑니다. 그 소리가 나의 귀를 자극하며 뇌에 싫어하는 느낌이 들면서 신경을 날카롭게 만들었습니다. 그 소리를 싫어할수록 그 소리가 메아리처럼 울리며 더욱 크게 들렸습니다. 새벽에도 잠에서 깨 개를 향해 짖지 말라고 나무랐지만, 개는 더욱 날카롭게 울부짖었습니다.

추석 명절을 맞아 개소리를 피해 시골에 계신 어머니가 사는 고향으로 내려갔습니다. 그곳에서 본격적으로 수면제를 끊기 위한 마지막 도전에 나섰습니다. 저녁 10시 무렵 불을 끄고 잠을 청하려 했지만, 생각이 꼬리에 꼬리를 물며 끊이지 않았습니다. 입정 상태에 드는 것보다 더 힘겹게 느껴졌습니다.

그런데 그때, 밖에서 갑자기 옆집 개가 맹렬하게 짖기 시작했습니다. 아무도 지나가지 않았는데, 개는 마구 짖어 대며 소란을 일으켰습니다. 밤 11시부터 개소리와 내 마음의 투쟁이 시작되었습니다.

개 짖는 소리는 나의 신경을 예리하게 파고들며 마음을 뒤흔들었습니다. 마침내 새벽 1시 30분, 도저히 견딜 수 없어 잠자리에서 일어났습니다. 밖으로 나가 개에게 빛을 비추며 짖지 말라고 시도했지만, 개는 아랑곳하지 않고 더욱 크게 짖어 댔습니다. 그뿐만 아니라 옆집에서 기르는 소들까지 울어 댔습니다. 더 이상 견딜 수 없던 나는 아무도 없는 곳으로 차를 몰고 가 밤하늘의 별을 바라보며, 이 모든 상황이 나의 업장이 만들어 낸 것임을 깨달았습니다.

약 30분간 차 안에서 마음을 진정시키다가 방으로 돌아왔습니다. 그리고 다시 수면제를 먹고 잠을 청했습니다. 약의 힘을 빌리니 언제 그랬냐는 듯이 잠이 들었습니다. 그러나 아침에 일어나니 머리가 깨질 듯한 고통이 밀려왔습니다. 그제야 깨달았습니다. 개 짖는 소리에 나의 인내심이 흔들렸던 것은 단순히 외부의 소음 때문이 아니었습니다. 오랜 명상을 통해 다스려진 줄 알았던 나의 마음이 아직도 소음에 날카롭게 반응하고 있었던 것입니다.

특히, 어머니께서는 개 짖는 소리가 들리지 않는다고 말씀하셨습니다. 이것이 단순한 소음 문제가 아니라 나의 귀와 마음의 문제임을 깨닫게 되었습니다. 공자가 나이 60이 되면 귀가 순해진다며 이를 이순(耳順)이라 했지만, 나는 아직도 귀가 사나운 상태임을 인정하지 않을 수 없었습니다. 이제, 나의 귀와 마음을 더욱 순화시키기 위해 깊은 수행이 필요함을 절실히 느낍니다.

● 나의 업장 소멸이 이루어지는 마지막 고비

그다음 날은 약을 먹고 일단 충분히 잠을 자려고 시도했습니다. 약 기운에 잠을 취했지만, 신경은 여전히 날카로웠습니다. 이상하게도 요 며칠 동안 개 짖는 소리에 유독 예민하게 반응하고 있었습니다. 추석 명절을 보내고 새벽에 차를 몰아 집으로 돌아왔습니다. 집에서도 진돗개 두 마리를 키우고 있었는데, 이 녀석들 역시 또다시 짖어 대기 시작했습니다. 요즘 발정이 든 건지, 유난히 거칠고 혐오스러운 소리로 짖어 댔습니다.

순간, 내 귀에 들려오는 그 소리를 좋아하지도 싫어하지도 않는 무관심한 것으로 받아들이기로 마음먹었습니다. 나는 그 소리를 '나를 넘어서라'는 업장의 신호로 해석했습니다. 그 순간, 신기하게도 개 짖는 소리가 점차 내 귀에서 잦아드는 듯 느껴졌습니다.

9월 17일 저녁, 2시간여 동안 명상을 했습니다. 그때 부처님이 찾아오셨고, 강력한 힘으로 나의 온몸을 빛으로 가득 채워 주셨습니다. 그 빛의 힘에 기대어 저녁 10시에 다시 수면약과의 싸움을 시작했습니다.

그러나 몸의 긴장이 극도로 고조된 탓인지, 저녁 8시 30분에 측정한 혈당 수치가 354mg/dL까지 치솟았습니다. 그럼에도 불구하고 무조건 수면을 취해야 한다는 생각으로 잠을 청했지만, 쉽게 안정을 취할 수 없었습니다. 새벽까지 안정되지 못한 채 힘든 시간을 보내야 했습니다.

이제 나의 업장 소멸이 이루어지는 마지막 고비임을 깨달으며, 마음을 더욱 굳게 가다듬고 잠들기를 간절히 청했습니다. 단 한 번만 잠들 수 있다면, 이 고통에서 벗어날 수 있다는 희망이 있었습니다. 그러나 그 단 한 번의 잠이 정말로 어렵다는 것을 실감했습니다.

● 마침내 마지막 업장이 소멸되다

새벽 3시, 비몽사몽간에 꿈을 꾸고 있었습니다. 꿈속에서 지인 두 명이 야동 이야기를 나누고 있었습니다. 나는 이미 색욕을 벗어나고 정념을 철저히 삼가고 있는 중이라, 그 이야기에 크게 귀를 기울이지 않았습니다.

그런데 갑자기 아랫배에 뜨거운 기운이 들어오기 시작했습니다. 그 기운은 내 양손을 아랫배 위로 이끌었고, 동시에 뇌리에서 섬광이 번쩍이는 것처럼 강렬한 느낌이 들었습니다. 마치 한 고비를 넘어가는 듯한 순간이었습니다. 순식간에 일어난 일이었기에 이를 명확히 설명하기는 어렵습니다.

손바닥에는 엄청난 기운이 들어오기 시작했고, 아랫배에서는 얼음장 같은 업장이 드러났습니다. 삼겹살이 얼음에 얼려 있는 모습처럼 떠올랐습니다. 그러나 그 얼어 있던 업장은 점차 녹기 시작했습니다. 새벽 5시까지 약 2시간 동안 아랫배에서 엄청난 양의 땀이 흘러내렸습니다. 아랫배는 점점 뜨거워졌고, 발가락이 크게 떨리며 몸속의 한기가 빠져나가기 시작했습니다. 그러더니 10분 간격으로 가스가 빠져나갔습니다. 연거푸 방귀가 차고 나가기를 일곱 차례나 반복했습니다.

그 순간, 업장이 빠져나가고 있다는 강한 의식이 들기 시작했습니다. 그러자 갑작스럽게 졸음이 밀려왔고, 나는 부지불식간에 잠에 들었습니다. 새벽 5시 20분, 혈당을 재 보니 216mg/dL로 떨어져 있었습니다. 이후 아침 10시가 넘어 눈을 떴습니다. 아직도 발가락이 떨리고 한기가 빠져나가는 것을 느낄 수 있었습니다. 아랫배 위에 올려진 손바닥이 저릿하게 저려 왔습니다.

이렇게 해서 나의 업장이 소멸된 것을 느꼈습니다. 이 모든 경험은 나의 몸과 마음이 한 단계 더 성장했음을 보여 주고 있었습니다.

● 한국사에 남은 집단적 흑역사의 흔적

개인에게만 흑역사가 있는 것이 아닙니다. 집단에게도 흑역사가 있으며, 이것이 해소되지 않으면 원혼이 떠돌아다니며 온갖 액운이 끊이지 않습니다. 한국사에서도 이러한 집단적 흑역사의 흔적이 뚜렷하게 드러납니다.

신라는 마한백제인을 대거 학살한 역사가 있습니다. 고구려인들은 나라가 멸망한 후, 얼마 지나지 않아 발해로 결집해 집단 학살의 위기를 모면했지만, 마한백제는 상황이 달랐습니다. 무고한 백성들이 성씨를 잃고 노비로 전락했으며, 수많은 이들이 집단 학살의 희생자가 되었습니다.

현재의 성씨 구조만 보더라도 그 학살의 강도가 얼마나 심했는지 알 수 있습니다. 김, 이, 박 등 대성 본관의 절대다수가 경상도에 집중되어 있다는 사실은, 마한백제가 멸망한 이후 살아남기 위해 본관을 바꿀 수밖에 없었던 당시의 현실을 반영합니다.

이러한 집단적 흑역사는 고려 건국 이후에도 청산되지 못했습니다. 조선 건국 이후에는 전주 이씨 왕실이 정통성의 부족을 만회하고자 고려 왕씨 가문에 대한 대규모 집단 학살을 자행했습니다. 이로 인해 많은 고려 왕씨가 뿌리째 제거되거나 새로운 성씨를 만들어야 했습니다.

20세기 한국전쟁은 한국 사회를 송두리째 뒤흔들며 집단적 흑역사를 더욱 깊게 만들었습니다. 집단의 상처는 치유되지 않은 채, 한국 사회는 점점 더 수렁 속으로 빠져들었습니다. 더욱이 1980년 광주에서 다시금 대규모 학살이 자행되면서 집단적 비극은 다시 한 번 반복되었습니다.

그러나 1980년 광주는 단순히 또 다른 비극으로만 남지 않았습니다. 이 사건은 집단적 흑역사를 해소하기 위한 새로운 전기의 시작이 되었습니다. 광주의 희생과 저항은 한국 사회가 과거의 비극을 직시하고 치유를 모색할 수 있는 중요한 계기가 되었으며, 억압받고 숨죽였던 진실을 드러내는 상징적인 순간으로 자리 잡았습니다.

● 명상을 통해 깨닫게 된 나의 소명

이제 나의 흑역사를 풀어 나가는 과정에서, 내가 집단적 흑역사를 해소하기 위해 이 땅에 온 존재라는 소명을 깨닫게 되었습니다. 집단적 흑역사는 반드시 해소되어야 합니다. 그래야 가해자와 피해자가 진정으로 하나가 될 수 있습니다.

'나는 누구인가?'를 끊임없이 되물으며 명상한 결과, 내 몸이 월지 밝족과 흉노 김씨의 결합으로 태어난 것을 알게 되었습니다. 마한백제는 월지족의 나라였고, 신라는 흉노족의 나라였습니다. 나는 가해자와 피해자가 한 몸이 되어 탄생했습니다. 아버지는 무안 박씨로, 무지렁이 농민이자 노동자였습니다. 아버지는 평생 전라도 깽깽이라는 천대와 멸시 속에서 살았고, 한을 품고 세상을 떠나갔습니다. 전라도 사람들에 대한 집단적 괴롭힘과 차별은 참으로 질기게 나의 뒤를 쫓아다녔습니다.

어머니는 개성 김씨로, 족보에 따르면 김알지의 후손이라고 기록되어 있습니다. 양직공도 신라제기에 등장하는 신라 사신의 얼굴을 보다가, 나는 그만 얼어붙고 말았습니다. 그 얼굴이 외할아버지의 얼굴과 너무도 닮아 있었기 때문입니다. 얼굴 전문가에게 문의한 결과, 과거의 얼굴이 반복적으로 나타나는 사례는 드물지 않다고 했습니다. 이러한 사실을 명상을 통해 종합적으로 정리하면서, 내가 집단적 흑역사를 해소하기 위해 이 땅에 온 존재임을 확신하게 되었습니다.

역사를 개인의 출세나 명예, 지식 과시의 도구로 삼는 사람들이 의외로 많습니다. 그러나 그런 이들은 결국 역사의 가혹한 심판대에 오르게 됩니다. 예컨대, 삼국사기를 김씨의 사서로 만든 김부식은 후대에 부관참시를 당했으며, 조선 시대의 간신 한명회 역시 부관참시의 대상이 되었습니다. 역사는 단순한 기록이 아닙니다. 그것은 일종의 씻김굿이며, 다시는 동일한 비극이 반복되지 않기를 다짐하는 참회의 과정입니다.

그럼에도 불구하고, 지금도 역사를 왜곡하며 특정 집단의 이익을 옹호하거나 과거의 잘못을 인정하지 않으려는 행태가 이어지고 있습니다. 전두환은 끝내 참회하지 않고 죽음을 맞이했습니다. 그가 누렸던 권력이란 대체 얼마나 되었겠습니까? 결국 그는 불나방처럼, 하루살이처럼 허망한 존재로 생을 마쳤습니다.

이제 우리는 억울하게 죽어 간 마한백제의 원혼을 신원하고, 그 후손들에게 드리워진 장막을 걷어 내며 진실을 밝혀야 합니다. 이것이야말로 하늘과 조상들이 바라는 일일 것입니다. 집단적 흑역사를 해소하는 과정은 한민족의 영광을 재현하는 길이 될 것입니다. 나아가, 집단적 무명의 어두운 그림자를 거두어 냄으로써, 그 속에서 살아가는 사람들의 업장을 소멸하고, 모두가 새로운 빛 속에서 살아갈 수 있도록 돕는 일이 될 것입니다.

매일 1시간 이상 가부좌하고 명상을 할 수 있는 이유

수행을 하다 보면 깊은 삼매에 들어가 오랜 시간 동안 입정 상태를 유지하게 됩니다. 삼매란 비로자나불의 빛을 향해 마음이 온전히 집중된 상태를 뜻합니다. 이 상태에서는 우주의 빛 에너지가 몸 안으로 끊임없이 들어오며, 이 빛을 단전에 쌓아 두는 과정을 축기(蓄氣)라고 합니다. 축기가 제대로 이루어지면, 빛의 에너지가 몸으로 들어올 때 송과체를 중심으로 뇌에 짜릿한 기운이 강하게 들어왔다 나갔다를 반복하는 것을 느낄 수 있습니다. 이는 몸과 마음이 고도로 정화되는 상태를 나타냅니다.

● **삼매의 깊은 평화와 희열 속에 머물게 되다**

심사희락정(尋伺喜樂定)의 관점에서 보자면, 심(尋)은 일으킨 생각을 뜻하며, 사(伺)는 이를 꾸준히 고찰하는 것을 말합니다. 희(喜)는 삼매의 희열이며, 락(樂)은 영원한 행복감과 쾌감, 정(定)은 고요한 선정에 완전히 몰입한 상태를 의미합니다.

삼매에서 특히 중요한 것은 희열과 안락한 행복감입니다. 삼매에 들게 되면 초기 단계에서 강렬한 희열감이 몰려오는데, 이는 우주적 오르가즘이라고 표현할 수 있을 정도로 압도적입니다.

가부좌를 하고 자리를 잡은 뒤 눈을 감고 입가에 잔잔한 미소를 머금으면, 백회를 통해 엄청난 빛 에너지가 몸으로 들어옵니다. 이때 척추의 아랫부분, 신장 뒤쪽에서 마치 물고기 떼가 등을 타고 오르는 듯한 광경을 관상하게 됩니다. 이를 따라가다 보면, 백회가 강하게 자극을 받으면서 상단전에 빛 에너지가 가득 차게 되고, 이 빛 에너지가 머리를 휘감으며 온몸을 끌어당깁니다.

빛의 기둥은 상단전을 지나 목, 가슴, 배꼽, 하단전, 회음을 따라 흐릅니다. 빛 에너지가 단전 아래로 내려오면서, 아랫배가 팽팽하게 차오르는 느낌을 선명하게 알아차릴 수 있습니다. 이 상태에서 몸과 마음은 완전히 고요해지고, 삼매의 깊은 평화와 희열 속에 머물게 됩니다.

● 쾌감을 통해 모든 단전을 활짝 열다

빛 기운이 온몸을 휘감으며 상단전, 중단전, 하단전에 걸쳐 엄청난 쾌감이 몰아칩니다. 마치 거센 파도가 밀려오듯, 희열과 우주적 오르가즘이 온몸의 세포에 퍼져 나가는 것을 느낄 수 있습니다. 삼매 상태에 오래 머물기 위해서는 이 쾌감을 제대로 느끼고 받아들일 줄 알아야 합니다. 무턱대고 오래 앉아 있는 것이 능사가 아닙니다. 이 쾌감을 통해 단전을 자극해야 나중에 모든 단전이 활짝 열리게 됩니다.

상단전에서 강렬한 자극이 내려올 때, 의식을 단전에 두고 발과 항문에 짜릿한 기운이 흐르는 것을 느껴야 합니다. 상단전에 몰려드는 엄청난 에너지를 감당하려면 감각을 발과 항문에 집중시켜 에너지의 흐름을 몸 전체로 순환시킬 수 있어야 합니다. 이 빛 기운을 지속적으로 받아들이면, 진정한 정의 상태에 들어가게 됩니다. 이 상태에서 몸과 마음에 고요한 평화가 찾아오며, 온 세상이 멈춘 듯한 정적 속에서 우주의 에너지가 내면 깊숙이 스며듭니다.

● **부처님과 하나 되는 합일감을 느끼며 정의 상태에 머물다**

삼매에 제대로 진입하려면 희락의 단계를 충분히 느끼고 통과해야 합니다. 30분~1시간 정도 희락의 단계를 지나면, 빛 기운이 마치 황금 보석처럼 농축되어 상단전과 중단전에 뭉클한 감동을 가져다 줍니다. 이때, 진정으로 빛 에너지와 하나가 되는 깊은 연결감을 느낄 수 있습니다. 빛 에너지가 더욱 응축되어 부처님 형상으로 내 앞에 나타나고, 그 부처님이 내 몸속으로 들어오시는 것을 관상하게 됩니다.

이 과정에서 부처님과 하나가 되는 깊은 합일감을 느끼며 정의 상태에 머물게 됩니다. 부처님의 가르침에 따르면, 이러한 상태가 반복적으로 이루어지면 진정한 깨달음의 상태로 나아갈 수 있습니다. 끊임없는 수행과 정진을 통해 이 상태를 지속적으로 경험할 수 있도록 노력해야 합니다.

마치며

빛과 합일의 수행 여정은 계속된다

　나는 오랜 방황 끝에 수행을 통해 내 삶의 목적과 의미를 깨닫게 되었습니다. 처음 명상을 시작했을 때, 그저 몸의 건강을 되찾고자 하는 간절한 마음뿐이었습니다. 그러나 시간이 흐르며 몸과 마음이 점점 변화하면서, 나의 수행은 단순한 치유의 차원을 넘어 우주적 깨달음으로 나아가는 과정이 되었습니다.

　수행을 통해 몸의 감각은 점차 고도로 예민해졌고, 모든 세포가 우주 에너지와 교감하는 것을 느꼈습니다. 명상의 초기 단계에서는 온몸에 빛 에너지가 들어오며 짜릿한 희열과 쾌감이 나를 압도했습니다. 삼매 상태로 깊이 들어가면, 나와 우주가 하나가 되는 무아(無我)의 경지를 경험했습니다. 그 순간, 나의 존재는 텅 비어 있으면서도 온 우주와 연결되어 있었습니다. 나는 내 안에 우주가 있으며, 내가 곧 우주임을 깨달았습니다.

수행의 과정은 고난과 극복의 연속이었습니다. 나의 업장, 즉 과거의 흑역사는 명상을 통해 생생히 떠올랐습니다. 처음에는 이 기억들이 나를 괴롭혔지만, 정면으로 마주하며 참회의 눈물을 흘렸습니다. 그리고 다시는 반복하지 않겠다는 다짐을 거듭했습니다. 참회의 순간마다 업장이 소멸되는 것을 느꼈고, 몸과 마음이 점차 가벼워졌습니다.

이러한 과정은 나 개인의 업장 해소에 그치지 않았습니다. 한국사의 아픔과 집단적 흑역사가 떠올랐고, 그들의 고통을 치유하고 빛을 밝히는 것이 나의 사명임을 깨달았습니다. 마한백제의 원혼부터 광주의 아픔까지, 나는 집단적 어둠을 거두고자 하는 소명을 가슴에 품게 되었습니다.

빛은 나의 수행 여정에서 가장 중요한 상징이었습니다. 비로자나 불님의 황금빛은 항상 나를 감싸며, 내 몸을 변화시키고 새롭게 태어나게 했습니다. 수행을 거듭하며 나는 내 몸의 모든 탁기와 독소가 빛 에너지로 밀려 나가는 것을 체감했습니다. 몸의 지방은 녹아내렸고, 당뇨와 같은 만성질환도 점차 회복되었습니다. 이제는 과거의 병약했던 모습이 떠오르지 않을 정도로 건강한 모습으로 변모했습니다.

수행은 단순히 내 몸과 마음을 치유하는 데 그치지 않았습니다. 수행을 통해 나는 나의 사명을 발견했으며, 그것은 바로 집단의 어둠을 거두고 빛을 밝히는 일이었습니다. 이 사명은 나 개인의 업장을 넘어 한민족의 운명을 밝히는 길이라고 믿습니다.

수행의 길은 끝이 없습니다. 매일 반복적으로 정진하며 빛 에너지와 하나가 되고, 그 빛을 통해 나와 우주가 합일되는 경험을 이어 갈 것입니다. 나의 여정은 단지 나 자신만을 위한 것이 아니라, 온 세상을 밝히고 모든 중생을 구제하는 데까지 이어질 것입니다. 나는 우주 빛 에너지의 일원으로 거듭났으며, 이제 나의 몸은 빛과 하나가 되어 부처님의 몸으로 변화하고 있습니다.

이제 나는 이렇게 선언합니다.

"나의 존재는 더 이상 탐욕이나 집착에 묶인 한 인간이 아니다. 나는 우주의 빛이며, 나의 몸과 마음은 빛의 통로가 되었다. 모든 중생에게 빛을 나누고, 이 땅의 어둠을 거두며, 집단적 각성과 평화의 시대를 열기 위해 나아갈 것이다. 매 순간 게으르지 않고, 부처님이 말씀하신 '제행무상, 불방일정진'의 가르침을 가슴에 품고 수행의 길을 걷겠다."

우리는 모두 빛입니다. 이제 그 빛을 되찾아, 온 세상을 환히 밝히는 삶을 살아가야 할 것입니다. 빛으로 가는 여정은 바로 우리 자신의 내면에서 시작됩니다. 그 빛을 세상으로 확장시키며, 진정한 평화와 깨달음의 시대를 함께 열어 갑시다.

당뇨와 비만을 넘어

초판 1쇄 인쇄일 2025년 07월 07일
초판 1쇄 발행일 2025년 07월 11일

지 은 이 박   동
펴 낸 이 양옥매
디 자 인 표지혜
마 케 팅 송용호
교   정 조준경

펴낸곳 도서출판 책과나무
출판등록 제2012-000376
주소 서울특별시 마포구 방울내로 79 이노빌딩 302호
대표전화 02.372.1537   **팩스** 02.372.1538
이메일 booknamu2007@naver.com
홈페이지 www.booknamu.com
ISBN 979-11-6752-650-2 (03510)

* 저작권법에 의해 보호를 받는 저작물이므로 저자와 출판사의 동의 없이
  내용의 일부를 인용하거나 발췌하는 것을 금합니다.
* 파손된 책은 구입처에서 교환해 드립니다.